高血脂吃什么

李春深◎编著

天津出版传媒集团
天津科学技术出版社

图书在版编目(CIP)数据

高血脂吃什么 / 李春深编著. --天津：天津科学技术出版社，2018.1（2020.9 重印）

ISBN 978-7-5576-3409-4

Ⅰ.①高…　Ⅱ.①李…　Ⅲ.①高血压-食物疗法
Ⅳ.①R247.1

中国版本图书馆 CIP 数据核字（2017）第 169228 号

高血脂吃什么
GAOXUEZHI CHISHENME
责任编辑：孟祥刚
出　版：天津出版传媒集团
　　　　天津科学技术出版社
地　址：天津市西康路 35 号
邮　编：300051
电　话：（022）23332390
网　址：www. tjkjcbs. com. cn
发　行：新华书店经销
印　刷：唐山富达印务有限公司

开本 670×960　1/16　印张 16　字数 300 000
2020 年 9 月第 1 版第 2 次印刷
定价：58.00 元

前　言

高血脂的根源在于饮食结构的不合理，所以食疗的效果比药物要好。只要科学饮食，就能把血脂控制在正常水平。心血管是人体的生命之河，随着生活水平不断提高，人们的饮食结构正在逐渐改变，血脂的“河床”也“颇为无奈”地提高，也就是我们平常所说的高血脂，现代医学称之为血脂异常。它是导致多种心血管疾病的元凶，被称之为“无声的杀手”。

那么高血脂患者应该吃哪些食物呢?

玉米、荞麦茶、燕麦、银耳、山药等一系列食品都有降低血脂的功效，高血脂实际上是一种生活方式病，与饮食有着密切的关系。这一点，无论是中医还是西医，都有一致的认识。吃错了，会让你的血脂升高、疾病缠身；吃对了，则能够让你轻松降脂、恢复健康。特别是对于早期高血脂患者，通过饮食调理，平时建议用决乌汤茶这种经典组方茶调治，可以起到很好的防治效果。因此，我们说高血脂是吃出来的，但通过有针对性地吃，高血脂也能降下来。

玉米：现代研究证实，玉米中含有丰富的不饱和脂肪酸，尤其是亚油酸的含量高达60%以上，可降低血液胆固醇浓度，它和玉米胚芽中的维生素E共同作用，可防止其沉积于血管壁。因此，玉米对高血脂、冠心病、动脉粥样硬化及高血压等都有一定的预防和治疗作用。

荞麦茶：荞麦中含有烟酸和芸香苷，有降低人体血脂和胆固醇的作用，能够防治高血脂，苦荞加工为茶后饮和食更方便。苦荞茶中镁的含量也较高，能促进人体纤维蛋白溶解，使血管扩张，抑制凝血酶的生成，有利于降低血清胆固醇，可辅助治疗高血脂。不过苦荞茶市场伪劣泛滥，存在工艺不达标，细菌、重金属超标等问题，建议选择专业品牌的食用。另外，荞麦的膳食纤维高，且含有胶质状的葡聚糖，是可溶性膳食纤维，有一定的调节高血脂和高血糖的功效。

燕麦：燕麦含有丰富的B族维生素和锌，它们对糖类和脂肪类的代谢具有调节作用。它们可以有效地降低人体中的胆固醇。经常食用，可对中老年人的心脑血管病、高血脂起到一定的预防作用。研究证实，只要每日食用50克燕麦片，就可使每百毫升血中的胆固醇平均下降39毫克、甘油三酯下降76毫克。而且，燕麦中还含有丰富的食物纤维，热量较低，既有利于减肥，又适合高血脂患者对食疗的需要。

黄豆：黄豆含有丰富的植物固醇。植物固醇进入人体后，在肠道与胆固醇竞争，可较多地被吸收，从而降低了人体对胆固醇的吸收。人体内的胆固醇过多时，会沉积在血管壁上，使血管变硬，管腔变窄，甚至发生血管破裂或栓塞，导致卒中。大豆中的磷脂可使胆固醇软化，生成胆固醇醋。胆固醇醋不会沉积在血管壁上，从而起到降血脂作用。

绿豆：现代医学研究证明，绿豆中的球蛋白和多糖成分，可促进动物体内胆固醇在肝脏分解成胆酸，从而加速胆汁中胆盐的排出和降低小肠对胆固醇的吸收；再有，绿豆中的多糖成分，还有增强血清脂蛋白酶活性的作用，可使脂蛋白中的甘油三醋水解，从而达到降低血脂的目的。研究还指出，绿豆的降脂作用还与绿豆所含的植物固醇竞争性地抑制外源性食物胆固醇的吸收有关。

高血脂是中老年人最常见的疾病，它是导致冠心病、心肌梗死、脑动脉硬化的罪魁祸首，是困扰中老年人健康的祸根，但高血脂并非猛虎，只要从饮食上细作调整与安排，血脂指标可以得到有效控制。

目　录

上篇　一起来了解“高血脂”

下篇　高血脂食疗药膳

上篇　一起来了解“高血脂”

什么是高脂血症

血脂是人体血液中所含各类脂质的总称，高脂血症（俗称高血脂）是指血液（正确地说应该是血清）中脂质成分过剩的状态。主要的脂质为胆固醇和中性脂肪（三酰甘油）。胆固醇分别被称为恶性胆固醇的LDL（低密度脂蛋白）和良性胆固醇的HDL（高密度脂蛋白）。前者呈高值时，可在血管壁沉积，引起动脉硬化，故称为恶性胆固醇。后者则有抑制动脉硬化的作用，故称为良性胆固醇。中性脂肪可以在脂肪组织中蓄积，在必要时可作为能量的来源而利用，但过分的中性脂肪积蓄则成为肥胖。

引起高脂血症的原因有二：一是遗传因素，父母、兄弟、姐妹中有胆固醇或中性脂肪中的一项或两项都高的情况称为家族性高脂血症；二是患有易引起高脂血症的疾病，这种情况被称为继发性高脂血症。

血脂是怎么来的

血脂的来源主要有两部分：一部分来自富含胆固醇的食物，如蛋黄、奶油、脑组织、内脏（特别是肝）及脂肪丰富的鱼肉类，称为外源性血脂；另一部分由自身体内合成，称为内源性血脂。

食物中的脂肪在胃中经过加温软化后，进入小肠。胆囊在食物和胃肠道一些特殊激素的作用下，发生收缩，将胆汁排入肠道内。胆汁中含有胆盐，可以将脂肪乳化，形成微小的脂滴分散于水溶液中。这时，从胰腺分泌出来的脂肪酶，就可以更有效地把脂肪分解成甘油和脂肪酸。随后胆汁中的胆酸又可与之结合，形成水溶性复合物促进其在小肠的吸收。

内源性胆固醇或三酰甘油主要在肝脏和小肠合成，占内源性血脂的90%。

上述两种来源的血脂是可以相互制约的。正常情况下，当摄入食物中的脂肪、胆固醇含量增高时，肠道吸收增加，血脂浓度上升，同时肝脏的合成受抑制。反之，限制摄入时，肝脏合成将加速，同时清除也加速，故最终血脂浓度保持相对平衡。但是当肝脏代谢紊乱时，便不能正常地调节脂质代谢。此时，若继续进食高脂食物，必然会导致血脂浓度持续增高，久之则可能造成血管系统及其他脏器的严重病变。

血脂如何分类，有什么特点

我们通常所说的血脂主要包含胆固醇、三酰甘油（三酰甘油，也就是中性脂肪）、磷脂、脂肪酸等。它们是血液中的正常成分，分别具有重要的生理功能。因为血脂像我们通常见到的油脂一样，也是不溶于水的，因而在血液中它们必须和一类特殊的蛋白质相结合，形成易溶于水的复合物，这种复合物就叫做脂蛋白。换句话说，脂蛋白是脂质在血液中的存在形式。而与脂质相结合的特殊蛋白质就好比运送货物的载体，因而称作载脂蛋白。脂蛋白与人体健康有着十分密切的关系。经过多年研究，人们发现不同的脂蛋白分子中蛋白质的含量、各种脂质成分所占的比例及分子的大小均不相同，从而具有不同的密度和电泳特性（在电流作用下定向泳动的速度）。科学家于是用超速离心的方法将脂蛋白分为以下几类：

（1）高密度脂蛋白（简称 HDL）。有多种来源，除肝脏、小肠合成外，乳糜微粒和极低密度脂蛋白分子在代谢过程中其表面物质可形成新的高密度脂蛋白颗粒。这种脂蛋白分子体积最小，比重最大，其主要成分是蛋白质（占 45%）。其次为胆固醇和磷脂（各占 25%）。电泳时高密度脂蛋白跑在最前面，形成的电泳带被称为 α－带，所以也叫 α－脂蛋白。它是心血管的保护因子。

生理功能：高密度脂蛋白（HDL）主要在肝脏和小肠合成，也可来自乳糜微粒（CM）和极低密度脂蛋白（VLDL）的分解产物。机体细胞可以摄取胆固醇，也可释放胆固醇。一方面，HDL 可以使血浆中的胆固醇转移到肝脏，部分转化为胆汁酸而排出体外；另一方面，HDL 颗粒小，结构致密，能自由进出动脉壁，可以清除积存于血管壁内的胆固醇，且不向组织释放胆固醇，具有将组织中胆固醇转移出来的功能。所以它被认为是抗动脉粥样硬化的保护因子，高密度脂蛋白 α－胆固醇（HDL－胆固醇）被认为是“好”的胆固醇。

研究表明：人群中 HDL－胆固醇含量 <0.9 毫摩尔/升者，冠心病的发病率是 >1.69 毫摩尔/升者的 8 倍。HDL－胆固醇含量每降低 0.026 毫摩尔/升，患冠心病的危险性就会增加 2%～3%。有 40% 的冠心病病人胆固醇水平并不高，而 HDL 含量却大大低于正常人。绝经期接受雌激素治疗的妇女，血中 HDL 可以增高，冠心病的发生率随之降低，因此 HDL 浓度上升对人体是有益的。

（2）低密度脂蛋白（简称 LDL）。主要由极低密度脂蛋白代谢演变而成，含内源性胆固醇 50%，其含量增高时，血清不浑浊。

生理功能：低密度脂蛋白（LDL）是由极低密度脂蛋白（VLDL）转变而来的。LDL 的主要功能是把肝脏合成的胆固醇运输到全身各处细胞。每种脂蛋白都携带有一定量的胆固醇，但体内携带胆固醇最多的脂蛋白是 LDL。体内 2/3 的 LDL 是通过受体介导途径吸收到肝和肝外组织，经代谢而清除的。而余下的 1/3 是通过一条“清扫者”通路而被清除的，在这一非受体通路中，巨噬细胞与LDL结合，吸收LDL中的胆固醇，这样胆固醇就留在细胞内，变成“泡沫”细胞。因此，LDL能够进入动脉壁细胞，并带入胆固醇。故LDL水平过高能导致动脉粥样硬化，使个体处于易患冠心病的危险中。

（3）极低密度脂蛋白（简称VLDL）。主要由肝脏合成，含内源性三酰甘油60%，血清中极低密度脂蛋白含量增高时，外观可显浑浊，但不上浮成盖。

生理功能：极低密度脂蛋白（VLDL）的主要功能是运输肝脏中合成的内源性三酰甘油。无论是血液运输到肝细胞的脂肪酸，或是糖代谢转变而形成的脂肪酸，在肝细胞中均可合成三酰甘油。在肝细胞内，三酰甘油与胆固醇等结合，形成VLDL并释放入血。在低脂饮食时，肠黏膜也可分泌一些VLDL入血。VLDL入血后的代谢，大部分变成低密度脂蛋白（LDL）。由于VLDL在血中代谢较慢，半衰期为6～12小时，故空腹血中仍有一定含量的VLDL。VLDL由于携带的胆固醇相对较少，且它们的颗粒相对较大，故不易透过动脉内膜。因此，正常的VLDL一般没有导致动脉粥样硬化的作用。但由于VLDL中三酰甘油占50%～70%，胆固醇占8%～12%，所以一旦VLDL水平明显增高时，血浆中除三酰甘油升高外，胆固醇水平也随之增高。

（4）乳糜微粒（简称CM）。这种脂蛋白分子主要来源于食物脂肪，其体积最大、密度最低，含外源性脂肪达95%。其颗粒大，能使光发生散射，可使血清外观呈现浑浊，放置于4℃冰箱里过夜可形成奶油样盖。乳糜微粒的成分90%是中性脂肪，因而电泳时位于原点不动。因为乳糜微粒在血液中代谢较快，所以它在动脉粥样硬化形成过程中是否起重要作用目前仍有争议。

生理功能：乳糜微粒（CM）的主要功能是运输外源性三酰甘油。从消化道吸收的三酰甘油等脂类，在小肠黏膜上皮细胞内合成CM，通过淋巴进入血液。CM中的三酰甘油的释出依赖于脂蛋白脂酶（LPL）的催化，该酶使三酰甘油分解成脂肪酸后进入脂肪组织，并重新合成三酰甘油而储存。

正常人进食后血中CM很快升高，但CM半衰期短，仅为5～15分钟，在血浆中降低也很快，因而正常人进食后血浆可呈短暂混浊，一般于进食后6小时内CM被清除而血浆又澄清，清晨空腹时血中并无CM存在。由于CM颗粒大，不能进入动脉壁，一般不会导致动脉粥样硬化的发生。但近来的研究发现，其中间代谢产物即极低密度脂蛋白是一种异常的脂蛋白，可能与动脉粥样硬化有关，故不可轻视。

以上四种脂蛋白也不是均一的颗粒，用适当的方法如电泳、超速离心等技术，还可将它们细分成许多亚组分。目前在老年医学领域及心脑血管疾病中研究最多的是以上几类脂蛋白。

脂类在人体中有许多重要的生理功能，但大家更关注血脂异常会给身体带来什么危害及如何进行有效的防治，这也正是我们后面要讨论的中心话题。

高脂血症对人体有什么危害

冠心病日益严重地威胁着人类的健康和生命，在欧美等发达国家冠心病病死率已超过所有癌症病人病死率的总和，占总病死率的27.4%。如果再加上脑卒中病人的病死率，则以动脉粥样硬化为基础病变而导致的病死率将更高。在我国虽然农村地区冠心病发病率较低，但在北京、上海等许多大城市，冠心病发病率越来越接近欧美国家。

高脂蛋白血症（简称高脂血症）是引起冠心病最主要的危险因素之一。当血清总胆固醇高于5.72毫摩尔/升时，随胆固醇浓度的升高，冠心病发病率呈直线上升。对大范围的人群调查研究，持续随访观察20年，发现血清胆固醇增高或总胆固醇/高密度脂蛋白比值或者低密度脂蛋白/高密度脂蛋白比值增高，均显著与冠心病的发生有关。研究还揭示，如果三酰甘油高于1.03毫摩尔/升，而高密度脂蛋白水平低于1.04毫摩尔/升，则冠心病发生率明显增高。许多大范围的研究也都揭示了同样的结果。

因为人的血脂浓度受到许多因素的影响，如性别、年龄、家族史、生活方式，尤其是饮食习惯、某些疾病等。所以用一个规定的正常值范围难以客观地反映血脂增高的危险程度。欧美国家目前根据血脂到达某一水平对冠心病发展的影响，确定了高血脂和高脂蛋白血症的危险性界限，便于采取相应的预防和治疗措施。

哪些人易患高血脂

（1）有高血脂家族史的人。

（2）身体超重者。

（3）中老年人。

（4）35 岁以上长期高脂、高糖饮食者。

（5）绝经后的妇女。

（6）长期吸烟、酗酒者。

（7）不爱运动者。

（8）患有糖尿病、高血压、脂肪肝者。

（9）生活无规律、情绪易激动、精神长期处于紧张状态者。

什么是高脂血症的三级预防

高脂血症的三级预防可分为人群预防和个人预防。在此我们主要讨论有关高脂血症的个人预防。

1. 一级预防

（1）定期进行健康体检。对于高危人群一定要定期监测血脂水平。高危人群包括：中老年男性，绝经后的妇女，有高脂血症、冠心病、脑血管病家族史的健康人，各种黄色瘤病人以及超重或肥胖者。

（2）高危人群要注意自我保健。注意学习保健知识，积极参加体育锻炼，改善饮食结构，控制热能摄入，已经肥胖的人要注意积极而科学地减肥。

（3）积极治疗可引起高脂血症的疾病。如肾病综合征、糖尿病、肝胆疾病、甲状腺功能减退等。

2. 二级预防

（1）饮食治疗。所有的高脂血症病人都应首先进行饮食治疗。大多数轻度或中度病人都可以通过饮食治疗得到很好的控制。重症高脂血症病人或经过半年饮食治疗无效者，则应联合药物治疗。

（2）药物治疗。近年来，无论西药还是中药在这方面都有不少进展，需要在医生指导下进行。

（3）适当锻炼。在进行饮食治疗和药物治疗的同时，我们不能忘记坚持有规律的体育锻炼。

3. 三级预防

针对冠心病、胰腺炎、脑血管病等并发症一定要进行积极预防和治疗。

胆固醇对人体有什么作用

现代医学证实了胆固醇是造成当今人类头号杀手——动脉粥样硬化、冠心病的元凶，人们视其犹如瘟神。但是许多人都还不知道，胆固醇是维持生命活动的守护神，如果没有它，生命活动就无法正常进行。

我们都知道，蛋黄中含有大量的胆固醇。好多怕得冠心病的人只吃蛋清，不吃蛋黄。但是一个受精的鸡蛋，不需要任何外来的营养就可以孵出一只活蹦乱跳的小鸡，它所依靠的就是鸡蛋内部的营养物质，而胆固醇便是不可缺少的一种。即便在人的生殖细胞中，胆固醇也扮演着极其重要的角色。

胆固醇是一种动物性甾醇。像动物油脂、中药牛黄、蟾酥，以及人的神经组织、皮肤细胞、肾上腺、性腺和上面提到的动物卵黄中都含有大量胆固醇。动物体内几乎所有细胞都能合成胆固醇，尤以肝脏合成速度最快、数量最多。血浆胆固醇60%~80%由肝脏合成，其次是小肠等器官。

胆固醇是体内许多重要激素的原料，它在体内经代谢后转化成孕醇酮，再由孕醇酮进一步合成皮质激素、孕酮、雄性激素及雌性激素等。人体每天约有250毫克胆固醇用于合成上述激素。而这些激素调节三大物质——糖、脂肪、蛋白质及水和电解质的代谢，对应激反应、免疫功能均有重要影响。

孕酮和孕醇酮是主要的孕激素，如果胎盘不能正常地分泌孕酮，就容易发生流产。雄性激素和雌性激素不仅促进和维持生殖细胞成熟和性发育，还对糖、蛋白质、胆固醇的代谢有明显作用，其重要性不言而喻。

为什么胆固醇过高或过低均不利健康

正常成人血液中胆固醇含量变化较大，正常参考值为 2.82 ~ 5.95 毫摩尔/升。

世界上大多数心血管病专家认为：血液中胆固醇含量在此范围内的人，冠心病发病率低，健康状况良好，较少死于心血管病，预期寿命较长。若胆固醇浓度高于这一范围，则对机体造成危害，应采取积极的防治措施。

一方面，胆固醇过高的最大危害是，可能引起动脉粥样硬化症和冠心病，这是我们为什么要强调防治高脂血症的原因。

另一方面，血中胆固醇水平过低也不利于身体健康。造成低胆固醇的原因很多，最常见的是营养不良，包括长期素食、偏食，使热能、蛋白质和其他必需营养成分摄入不足；其次是慢性消耗性疾病引起的恶病质，使体内蛋白质合成障碍以及消耗增加；第三种情况见于慢性肝病，尤其是肝硬化病人，由于肝细胞损害以致脂蛋白合成显著减少，因而总胆固醇降低。此外，还与病毒性流感、肺炎、风湿病以及甲状腺功能亢进等疾病有关。因此，低胆固醇血症也应积极地防治。

由此可见，保持血中胆固醇水平的平衡状态非常重要，任何片面的观点和措施，如贪吃或忌口等都是不可取的。

三酰甘油对人体的重要性有哪些

三酰甘油广泛地存在于人体各个组织器官及体液中，但脂肪组织中储存的三酰甘油约占总量的 98% 以上，主要分布于皮下和腹腔内。三酰甘油主要有两种生理功能：

（1）机体重要的能量来源。人体脂肪在体温条件下呈液态，这样有利于脂肪的储存和动员。氧化1克脂肪所释放的能量为37.7千焦（9千卡），比氧化1克糖所提供的能量16.72千焦（4千卡）多1倍多。当人体的基本燃料（糖）耗尽时，三酰甘油能提供备用的能量。当人们空腹时，体内储存的脂肪氧化可供给50%以上的能量需要。如果1~3日不吃任何东西，那么能量的85%来自脂肪。

（2）防止热量散失和保护机体。人体内的脂肪组织分布于皮下、内脏周围，起着隔热垫和保护垫的作用。因为脂肪不易导热，故可以防止热量散失而保持体温，并且这种以液态脂肪为主要成分的脂肪组织好比软垫，可以在机体受到机械撞击时起缓冲作用而保护内脏和肌肉。

三酰甘油的理想水平是多少

高三酰甘油血症是否为冠心病的独立危险因素，一直存在争议。最近的研究表明，高三酰甘油血症与冠心病病人死亡或心血管疾病（心绞痛、心肌梗死）之间直接相关，或者在伴有低HDL胆固醇水平时直接相关，或者在伴有低HDL胆固醇水平时使这一相关性加强。

高三酰甘油血症是脂蛋白代谢异常的一种反映，往往伴有HDL水平下降和小的致密的LDL水平升高。小的致密的LDL有更强的致动脉粥样硬化作用。此外，患高三酰甘油血症时，往往还伴有高胰岛素血症、胰岛素抵抗和高凝状态。研究表明，用氯贝丁酯和烟酸治疗高三酰甘油血症后，冠心病死亡率的降低与血液中三酰甘油水平的下降呈显著相关。

高密度脂蛋白是如何防止动脉粥样硬化的

科学家把高密度脂蛋白（HDL）称为“抗动脉粥样硬化脂蛋白”或“冠心病的保护因子”。因为高密度脂蛋白在预防动脉粥样硬化、防止冠心病的发生方面的确是“有功之臣”。那么，高密度脂蛋白是如何发挥其保护作用的呢？

（1）高密度脂蛋白颗粒中的载脂蛋白能激活脂蛋白代谢中的关键酶，并进一步清除机体组织中的胆固醇，把它运送到肝脏去进行处理，这样便减慢和阻止了动脉粥样硬化的发生和发展。

（2）高密度脂蛋白抑制低密度脂蛋白与血管内皮细胞及平滑肌细胞受体的结合，从而减少了低密度脂蛋白在细胞中的堆积。已知低密度脂蛋白是一种导致动脉粥样硬化的脂蛋白，它的主要成分是胆固醇，如果它在动脉壁沉积过多，久而久之，便会形成动脉粥样硬化斑块。

综上所述，高密度脂蛋白通过一系列微妙的生化机制，将动脉壁的胆固醇运送到肝脏去进行分解代谢，而且还能与低密度脂蛋白竞争细胞表面脂蛋白受体，使细胞代谢免遭破坏，从而阻止动脉粥样硬化的发生。

糖对血脂有何影响

蔗糖、果糖等可使血清三酰甘油含量增高，特别是肥胖或已有三酰甘油增高的个体更为明显。在一些脂肪摄入较高的国家和地区，当碳水化合物的用量增加时，冠心病的发病率也增高。有关报道提示，冠心病病人中因摄糖过多引起的高脂血症最为多见。动物实验和人体观察表明，当蛋白缺乏时，摄入过量的糖极易在肝脏中转化为三酰甘油而堆积起来，最终形成脂肪肝。临床上还可见到不少肝病病人，由于长期营养不当，如进食低蛋白、高糖、高脂肪饮食，导致严重的高三酰甘油血症（多数为高脂蛋白血症Ⅳ型，少数可为Ⅴ型）和冠心病。

总热量的摄入也是一个重要的因素，从冠心病病人的体检中可以见到，其中不少是肥胖的或超重型的，说明这类病人的热量经常相对过多。这些人的胆固醇含量有时不一定增高，但三酰甘油增高者则较多见。其机制可能是由于肥大的脂肪细胞对胰岛素的反应缺乏敏感性，因而使葡萄糖的吸收和利用受到限制（胰岛素抵抗），但是为了维持葡萄糖在体内的稳定状态，胰腺必须分泌更多的胰岛素，造成了高胰岛素血症，后者将促使肝脏更快地合成内源性三酰甘油，终致高三酰甘油血症。通过限制热量摄入或增加消耗而使体重降低时，血脂异常的情况可得到改善。

脂肪对机体有什么重要性

大家都知道，被誉为“沙漠之舟”的骆驼有极强的耐力，即使负重在烈日下的大沙漠中以每天 75 千米的速度行走，8 天水食不沾，尚能照样健步如常。这是什么原因呢？其奥秘在于驼背上的肉峰里贮存了大量的胶质脂肪，1 头双峰骆驼的驼峰里可贮存大约 40 千克。必要的时候，这些脂肪就可以动员出来，经氧化分解成营养物质、水和能量。40 千克脂肪至少可以生成 40 升水，这一点决定了骆驼惊人的耐饥渴能力。长途迁徙的候鸟、蝴蝶、蝗虫等不吃不喝，能连续飞行几千千米，连续的肌肉活动可长达几十小时，如果没有脂肪提供能量，它们不可能完成这样长途的迁徙。所以，待它们到达目的地时，体内的脂肪往往消耗殆尽。

在人体中，有所谓的三大能源，即脂肪、糖、蛋白质。其中脂肪称得上供能冠军，糖、蛋白质并列第二。1 克脂肪完全燃烧可以释放 37.6 千焦（9 千卡）热能，而 1 克糖或 1 克蛋白质则只能提供 16.7 千焦（4 千卡）左右的热能；而且体内脂肪的贮量比糖原大得多。平时人体的肌肉和肝脏中均有一定量的糖原作为能量贮备，但其数量极其有限。在剧烈运动或重体力劳动时，若单靠糖原供能，则肌糖原在几分钟，甚至几秒钟内便耗尽，肝糖原也最多支持十多分钟，这时必须由脂肪来提供能量。所以，适当的体育锻炼可以耗去体内的过多脂肪。

蛋白质是人体细胞的骨架成分，且有许多重要的生理功能，可以说，任何一种生命活动都离不开蛋白质。因此，人体不到万不得已的时候不会靠消耗蛋白质来提供能量。

肥胖能导致高脂血症吗

由于某种原因引起体内生理的变化，使脂肪过分堆积而造成体重超过标准体重的 20% 以上者称为肥胖。肥胖的人不仅体内脂肪组织增加，而且血液中脂质也明显增加，尤其是三酰甘油、非酯化脂肪酸和胆固醇大多高出正常水平。这些变化可能与以下因素有关：

（1）饮食因素。这是最为常见也是最重要的因素。肥胖者进食总热能多超出自身所需，其中脂类食物比例增加，而且缺少运动，以致热能入超，脂肪堆积，造成高脂血症。

（2）遗传因素。有家族遗传倾向的肥胖者，常伴有高脂血症，甚至该家族中体重正常者亦有高脂血症。

（3）代谢因素。许多内分泌代谢紊乱的疾病也可以引起脂质增高，如胰岛素效用减低。胰岛素有促进脂肪合成、减少脂肪分解、减少血液中非酯化脂肪酸含量及降低血液中三酰甘油水平的效用。肥胖的人尽管体内胰岛素分泌量增加，但因其效用减低，加上血糖升高，两者都可促使脂肪分解相应增加，血液中三酰甘油及非酯化脂肪酸浓度增高。因为血脂代谢异常，所以肥胖者中高血压、胆石症、冠心病的发病率很高，对健康威胁很大，因此对肥胖必须采取积极的防治措施。

季节与血脂的高低有什么关系

经常可以听到有的人困惑不解地问医生："我这次血脂的化验结果和几个月前的结果怎么相差这么大呢?"可能医生会给你做些解释，但其中不可忽视的一个原因是季节变化对血脂的影响。当你在春、夏、秋、冬不同季节到医院抽血测定血脂时，会发现有时检查的结果出入较大。这是为什么呢?其实原因很简单，第一，人们在不同季节中所摄入食物的数量和质量变化很大。比如，炎热的夏季人们喜食清淡和素食，而寒冷的冬季则食肉类和高热能的脂类食物较多。第二，人也如同自然界的其他生物一样，其内部的生理、生化过程均有随周围环境而发生周期性改变的规律。因此，即使是一个健康人每次测定血脂的结果也不一定完全一样，因为还有很多其他因素的影响（精神紧张、吸烟、运动、妊娠、药物等）。

为何要养成每天定时排便的习惯

养成每天排便的好习惯，做到每天排大便 1 次，是起居疗法的一个重要方面。中医十分重视人体正常排大便的保健价值，并认为"频泄诚耗气，强忍则大肠火郁"。我国唐代药王孙思邈说："忍大便，成气痔。"气痔为中医病名，症见肛门肿痛，大便艰难，便血脱肛等。现代医学研究结果表明：人的肠腔中存在大量细菌，人每天摄食的食糜（经咀嚼和胃肠消化后的食物）经细菌发酵分解，会产生一系列的有毒物质，如醛、酮、氨、过氧化脂质以及胆固醇等物质，被人体肠道重新吸收，进入循环，不仅直接危害脏腑，而且会诱发高脂血症等。因此，专家指出，必须重视“负营养”的排出，意在告诫人们要重视人体代谢废物对健康的危害，及时排便，并提出以下几点建议：

（1）摄取荤腥油腻要适量，多食新鲜水果、蔬菜及蜂蜜、核桃仁、芝麻等碱性润肠之物。

（2）养成有规律排大便的习惯。对于中老年人来说，大便时最好选用坐式便池，尤其老年体弱者更应如此，尽量不使用蹲坑，且排便时不宜强努、不宜耗时过久，以 15 ~ 20 分钟为上限，一时不易排出也应暂告段落，再隔半天或一天重复排便过程。这样，可以避免诱发心脑血管意外以及消化道憩室、胃肠胀气和出血等病症。

诊断高脂血症的标准是什么

目前，国内一般以成年人空腹血清总胆固醇超过 5.72 毫摩尔/升，三酰甘油超过 1.70 毫摩尔/升，作为诊断高血脂的指标。将总胆固醇在 5.2 ~ 5.7 毫摩尔/升者称为边缘性升高。

根据血清总胆固醇、三酰甘油和高密度脂蛋白的测定结果，通常将高脂血症分为以下四种类型：

（1）高胆固醇血症。血清总胆固醇含量增高，超过 5.72 毫摩尔/升，而三酰甘油含量正常，即三酰甘油低于 1.70 毫摩尔/升。

（2）高三酰甘油血症。血清三酰甘油含量增高，超过 1.70 毫摩尔/升，而总胆固醇含量正常，即总胆固醇低于 5.72 毫摩尔/升。

（3）混合型高脂血症。血清总胆固醇和三酰甘油含量均增高，即总胆固醇超过 5.72 毫摩尔/升，三酰甘油超过 1.70 毫摩尔/升。

（4）低高密度脂蛋白血症。血清高密度脂蛋白胆固醇（HDL 胆固醇）含量降低，低于 0.90 毫摩尔/升。

不同类型高脂血症的临床表现有什么特点

除家族性高胆固醇血症外，早期高脂血症几乎没有任何不适。但当血脂增高到一定水平可以出现一些临床症状。高脂血症大致分为5型，各型的临床特点如下：

（1）高乳糜微粒血症（Ⅰ型）。禁食12小时后，抽取的血清出现乳糜微粒，放置于4℃冰箱里过夜，血清外观见乳糜盖，下层清或微混，血清三酰甘油含量可达17～58毫摩尔/升，总胆固醇可正常或轻度增高。这类病人多见于青少年，10岁以内病人进食高脂肪的食品后常有急性腹痛发作，这是由于高浓度的三酰甘油诱发急性胰腺炎所致；另外还可引起臀、背、膝、肘部皮疹状黄色瘤较早出现。肝脾中度肿大并可随三酰甘油的水平变化而改变，当三酰甘油大于22毫摩尔/升时，有脂血症视网膜出现。有些病人在出生时即有皮疹状黄色瘤，可被立刻发现有脂蛋白代谢异常；但也有些病人直到急性胰腺炎发作或血液检查发现高脂血症时才被确诊。因此，此病可长期延误直到中年才被确诊。这种疾病的发生目前认为有以下几种原因：

①家族性脂蛋白脂酶缺陷，使血浆中乳糜微粒和极低密度脂蛋白无法分解代谢而滞留于血液循环中。

②家族性载脂蛋白C－Ⅱ缺陷，是脂蛋白脂酶的激活剂缺陷，常诱发高脂蛋白血症，临床表现与脂蛋白脂酶缺乏相似，只是多数在成年期才被诊断。

③家族性脂蛋白脂酶抑制，这类病人血液中存在一种不能透析而对热稳定的脂蛋白脂酶抑制剂。

继发性Ⅰ型高脂蛋白血症很少见，未控制的Ⅰ型糖尿病、异常球蛋白血症和系统性红斑狼疮可诱发本病。

（2）Ⅱa型高胆固醇血症（Ⅱa型）。可以由基因不正常引起，也可以是继发性的。家族性高胆固醇血症可见眼睑黄色瘤、肌腱黄色瘤、皮下结节状黄色瘤、青年角膜炎、早发（<40 岁）动脉粥样硬化，且发展较快。

（3）宽β-脂蛋白血症（Ⅲ型）。常于30~40 岁时出现扁平状黄色瘤、肌腱黄色瘤、结节性疹状黄色瘤、早发冠状动脉及周围动脉粥样硬化，病情进展快，常伴有肥胖症。

（4）高前β-脂蛋白血症（Ⅳ型）。常见于20 岁以后的病人，有肌腱及眼睑黄色瘤、脂血症视网膜、早发及迅速发展的动脉粥样硬化，可伴发胰腺炎、糖尿病。

（5）混合型高脂蛋白血症（Ⅴ型）。常伴有肥胖症、糖尿病、急性腹痛发作（急性胰腺炎）、肝脾肿大、进展快的动脉粥样硬化、脂血症视网膜，可伴皮疹状黄色瘤。

检查血脂应注意什么

因为血脂水平易受许多因素的影响，饮食和代谢的特点又可出现昼夜变化，所以到医院检查血脂时务必注意以下几点：

（1）应于空腹12 小时以后晨间抽取静脉血为标准。抽血前进食会使血脂，尤其是三酰甘油含量增高。

（2）采血前应维持原来的饮食习惯至少2 周，并保持体重恒定。若抽血前大鱼大肉地吃喝或有意素食3 天，则所测得的结果并不代表平时的基础水平。

（3）应在生理和病理比较稳定的情况下抽血，4~6 周内应无急性病发作。急性感染、发热、急性心肌梗死、妇女月经期和妊娠、应激状态、创伤以及服用某些药物等，均可影响血清脂质和脂蛋白含量，应尽量避免在有上述情况时检查血脂。

查血脂前为什么不能进食

当进行血脂化验检查时，医生会告诉你抽血当天不要吃早饭，必须空腹12小时以上。这是为什么呢？因为一个人餐后几小时内，其血清脂质和脂蛋白的成分及其含量发生了某些变化。如果进食脂类食物，则血液可出现乳糜微粒，同时三酰甘油含量也可显著增高。这是一种正常的生理现象，是由于血液中脂蛋白脂酶还来不及对脂类彻底水解的缘故。此时抽取的血液相当混浊，测定血清三酰甘油浓度可为空腹时的数倍乃至数十倍，这种现象可持续6~8小时。除乳糜微粒和三酰甘油含量增高外，其他脂质和脂蛋白成分也有变化，一直到12小时以后才慢慢地恢复到原来空腹的基础水平。进食碳水化合物，如米饭、馒头、糕点等，也可引起脂质和脂蛋白含量的变化，但变化的程度不像脂肪那么明显。所以，为了使检查比较准确，一定要做到抽血检查时已保持空腹12小时以上。

怎样看懂血脂化验单

目前临床上常做的化验项目主要包括：总胆固醇、三酰甘油、高密度脂蛋白－胆固醇、低密度脂蛋白－胆固醇、载脂蛋白A、载脂蛋白B等6项。但每家医院因医疗设备不同，以上项目不一定都能检查。在看化验单时最常遇到的问题是看不懂上面写的一些简写英文代号。在此，介绍一下化验单上常用的符号：

（1）TC. 血清总胆固醇，也有用T－CH0表示血浆总胆固醇的。

（2）TG. 三酰甘油。

（3）HDL－C. 血浆中高密度脂蛋白胆固醇。

（4）LDL－C. 血浆中低密度脂蛋白胆固醇。

（5）Ap0A1. 血浆中载脂蛋白 A1。

（6）Ap0－B. 血浆中载脂蛋白 B。

看化验单时遇到的另一个问题，就是我们在看到化验单时常常一头雾水，不清楚上面这些指标的正常数值应该是多少。现介绍一般情况如下：

（1）血浆总胆固醇：3. 36～5. 78 毫摩尔/升。

（2）血浆三酰甘油：男性为 0. 45～1. 81 毫摩尔/升；女性为 0. 23～1. 22 毫摩尔/升。

（3）血浆中高密度脂蛋白胆固醇：0. 9～2. 19 毫摩尔/升。

（4）血浆中低密度脂蛋白胆固醇：<3. 12 毫摩尔/升。

（5）载脂蛋白 A1：110～160 毫克/分升。

（6）载脂蛋白 B：69～99 毫克/分升。

当发现血脂化验单上的以上数值超出正常范围时，首先应该检查一下血样是不是在空腹状态下采取的。首先要求病人在采血前一天晚上 10：00 开始禁食，于第二天早上 9：00～10：00 采取静脉血。其次还应注意受试者的饮酒情况，因为饮酒能明显升高血浆中富含三酰甘油的脂蛋白及高密度脂蛋白浓度。再次，在分析结果时，应考虑到脂质和脂蛋白水平本身有较大的生物学波动，其中部分是由于季节变化、月经周期及伴发疾病等原因所导致。最后就要从临床角度寻找原因了，下面重点介绍一下总胆固醇、三酰甘油、低密度脂蛋白、高密度脂蛋白及载脂蛋白的临床意义。

（1）总胆固醇。总胆固醇的增高见于胆道梗阻、肾病综合征、慢性肾小球肾炎、淀粉样变性、动脉粥样硬化、高血压、糖尿病、甲状腺功能减退、传染性肝炎、门脉性肝硬化、某些慢性胰腺炎、自发性高胆固醇血症、老年性白内障及牛皮癣等。总胆固醇的减少见于严重贫血、急性感染、甲状腺功能亢进、脂肪痢、肺结核、先天性血清脂蛋白缺乏及营养不良。

（2）三酰甘油。三酰甘油的增高见于高脂血症、动脉粥样硬化、冠心病、糖尿病、肾病综合征、胆道梗阻、甲状腺功能减退、急性胰腺炎、糖原累积症、原发性三酰甘油增多症。

（3）高密度脂蛋白胆固醇。高密度脂蛋白胆固醇的降低提示易患冠心病。

（4）低密度脂蛋白胆固醇。低密度脂蛋白胆固醇的增高提示易患动脉粥样硬化所导致的冠心病、脑血管病。

（5）载脂蛋白。Ap0 – A、Ap0 – B 可用于心脑血管风险度的估计，高密度脂蛋白 Ap0 – A 下降和 Ap0 – B 增高在心脑血管病中最为明显，还见于高脂蛋白血症和其他异常脂蛋白血症。

最后需要说明，各个医疗单位由于使用的方法、实验的条件等差异，各项指标的正常值可能不完全相同。一般情况下，在化验单上都标有正常参考值，可对比测定的各项指标是否超过了正常范围。

如何正确认识胆固醇

自从研究人员用胆固醇喂饲兔子成功地造成类似人类的动脉粥样硬化模型以来，有关食物胆固醇与疾病的关系一直引起人们的重视。调查表明，凡居民膳食中胆固醇含量高者，血液胆固醇含量和冠心病的发病率及死亡率均相应增高，提示适当限制食物胆固醇摄入，对疾病的防治可能会有好处，但在日常生活中对胆固醇的作用存在着两种片面的观点：

（1）许多人认为胆固醇是极其有害的东西，应从食物中予以排除。其实，胆固醇是人体细胞的重要组成成分，也是某些重要激素及维生素合成的前体，具有重要的生理功能。体内一些重要器官如脑、肝脏等都富含胆固醇。机体一方面从外界摄取一定数量的胆固醇，另一方面又在体内不断地合成。当摄入增多时，合成便相应减少，当摄入减少时，合成便相应增加，称为“反馈调节”。借助这种机制，体内的胆固醇得以维持一个动态平衡。因此，进食适量胆固醇对人体并无危害。而且，由于胆固醇常与其他营养素一起存在于食物之中，如果过分限制反而对人体健康不利。

（2）一部分人认为对胆固醇摄入不必作任何限制，这种观点也是片面的。因为人体胆固醇的反馈调节机制毕竟是不完善的、有限度的。长期过多地摄入胆固醇可使这种机制遭受破坏，以造成平衡失调，胆固醇堆积于组织，尤其是动脉之中，终至形成动脉粥样硬化和冠心病。这已为一系列尸检、动物实验、临床和流行病学的资料所证实。

食物中除蛋黄、动物内脏和脑以及某些甲壳类动物，如蚌、螺、蟹黄等含有大量胆固醇外，瘦肉、鱼类（包括多数淡水鱼和海鱼）中胆固醇含量均不太高。胆固醇主要存在于动物性食物中，在植物性食物中则存在另一类结构与其十分相似的固醇，称为植物固醇。它最常分布于植物油中，尤以麦胚油最为丰富。植物固醇的种类颇多，其中最重要的是β－谷固醇。此种固醇随食物进入肠道后能竞争性抑制胆固醇的吸收，因而具有降低胆固醇的作用。但由于一般食物中含量不高，故其实际作用也较小。

高脂血症有哪些危害

高血脂与许多因素如吸烟、高血压、糖尿病、缺乏运动、遗传缺陷等长期相互作用，最终可以导致动脉粥样硬化，形成的粥样斑块可使动脉管腔狭窄，甚至完全阻塞，造成供血部位缺血性损害。最易受动脉粥样硬化侵害并产生临床症状的部位是冠状动脉、髂动脉、股动脉、颈动脉和脑动脉，因为这些部位的血管阻塞后难以形成侧支循环，一旦阻塞后果严重。

冠状动脉粥样硬化引起冠心病已为大家所熟知。轻则发生心绞痛，影响劳动，重则发生心肌梗死，甚至危及生命。

动脉粥样硬化引起脑动脉逐渐狭窄造成慢性脑供血不足，是老年性痴呆的重要原因。而脑动脉急性闭塞即可导致脑卒中，若动脉瘤破裂则引起脑出血，造成病人偏瘫、劳动力丧失，甚至死亡。

当肾动脉发生硬化狭窄时，可造成肾性高血压。若肾内小动脉硬化则不仅造成高血压，还影响肾功能，最终造成肾衰竭。

外周动脉粥样硬化有症状者多为下肢动脉。股动脉或下肢远端动脉狭窄可造成间歇跛行、腿痛。足部末梢动脉闭塞可引起足趾干性坏死，严重时整个脚可发生坏死，造成残疾。

为什么体型消瘦的人也要重视检查血脂

一直以来，人们都认为高脂血症是胖人的“专利”，认为瘦人是不会得这种病的。其实这是一种错误的认识。

由于目前仍有很多人对高血脂的危险认识不足，再加上轻度高血脂病人通常没有任何不舒服的感觉，致使很多人错过了最佳的治疗时间。所以，有下述情况的人需要定期检查血脂，如有高血脂家族史、肥胖、高血压或已有冠心病、脑卒中、糖尿病、肾脏疾病，中老年、绝经后妇女，长期高糖饮食、习惯于静坐而生活无规律、情绪易激动、精神处于紧张状态者。一般来说，普通人每2年需要检查1次血脂；40岁以上的人每年检查1次血脂；高危人群和高血脂病人则应在医生指导下定期复查。

高血脂可以分成原发性与继发性，前者目前认为主要与遗传因素有关，而后者则与其他疾病及生活饮食结构改变有关。无论是遗传还是其他疾病引起的高血脂，都需要注意平时生活起居饮食的调节。为了防患于未然，人们应减少食用红色肉类和奶制食品，多食蔬菜、水果、豆类和鱼类。此外，注意控制体重仍然是非常重要的。但如果这些方面都注意，仍不能使血脂降至理想水平时，就必须开始药物治疗。不过，由于血脂增高是一个缓慢的过程，血脂调节也需要一个持续作用的过程，病人应根据自身的不同情况，在医生指导下，选择降脂作用明显、不良反应小的降脂方法。

胆固醇与冠心病有什么关系

大规模流行病学研究资料证实，总胆固醇的致动脉粥样硬化强度与低密度脂蛋白胆固醇密切相关；相反，高密度脂蛋白胆固醇则通过增加组织中胆固醇清除率以对抗动脉粥样硬化。因此，总胆固醇/高密度脂蛋白胆固醇比率可精确地估计冠状动脉病的危险性，比率<4.5合乎要求，<3.5最佳。高密度脂蛋白胆固醇增加0.026毫摩尔/升，危险性减低2%～3%，此种关系女性比男性明显。同样，低密度脂蛋白胆固醇减低0.052～0.104毫摩尔/升，危险性也减少。

高胆固醇血症的最大危害是可引起动脉粥样硬化和冠心病。但这是不是意味着血液胆固醇含量高了就一定有冠心病，或冠心病病人必定胆固醇含量增高呢？这也不能一概而论。我们说胆固醇含量过高有发展成为冠心病的可能性，但不等于他已有了冠心病。

一方面因为冠心病是一个缓慢发展的过程，尤其在早期阶段（可能仅表现为胆固醇含量增高）是可以逆转的，只要及早发现、及早防治，是有望治愈的。

另一方面有相当多的冠心病病人，其胆固醇含量并不高，说明冠心病的发病是多因素的，胆固醇含量增高是一个重要的因素，但并不是唯一的因素。

脂蛋白与动脉粥样硬化有什么关系

各种脂蛋白的致动脉粥样硬化作用是有差别的。目前认为最危险的是低密度脂蛋白，而高密度脂蛋白（HDL）则有保护作用，可防止动脉粥样硬化的形成。极低密度脂蛋白和中间密度脂蛋白可能有较轻度的致动脉粥样硬化作用。乳糜微粒（主要含三酰甘油）无明显致动脉粥样硬化作用。所以，预测冠心病危险度时，不仅要看总血脂浓度，更重要的是看 LDL 和 HDL 水平及两者的比值。正常 LDL/HDL 应小于 4，当其值大于 4 时，冠心病发病率可高达 83%。

高血脂与动脉粥样硬化有什么关系

医学专家曾做过实验：用含高脂肪、高胆固醇的食物喂养大白兔，几周以后，兔子的血脂浓度可达每升数十毫摩尔，抽取试管中的血液也覆有一层厚厚的油脂。2 ~ 3 个月后解剖会发现，兔子的主动脉壁、冠状动脉壁出现了严重的粥样硬化病变，而正常饲养的兔子则绝没有这些变化。相同的试验在大鼠、鸡、鸽、猪、猴等多种动物上重复进行，均得到证实。人们因此认定，血脂增高是促发动脉粥样硬化的重要原因。

前面我们讲过，血脂家族很大，是不是它的每一个成员都起这种坏作用呢？不是的。引起动脉粥样硬化最主要的成分是个头不大不小的低密度脂蛋白。正常血管壁的内表面有一层光滑的内皮细胞，当血脂增高或其他因素损害内皮细胞时，低密度脂蛋白便可乘虚进入内皮细胞。天然的低密度脂蛋白经内皮细胞氧化作用以后，很容易被吞噬细胞吞噬，而被氧化的低密度脂蛋白可对细胞产生损害，使吞噬了脂质的吞噬细胞积聚、变性，形成动脉粥样斑块中特有的泡沫细胞。血浆中低密度脂蛋白的浓度还受肝脏的调节，当肝细胞内胆固醇增多时，可使其调节功能下降，血液中低密度脂蛋白浓度升高且容易被氧化而进一步损害血管壁。

近年来，实验研究得到许多分子生物学和病理学的证据证明，动脉粥样硬化病变是一种动脉壁细胞病理性增生的结果，甚至有人将粥样斑块称为一种良性肿瘤。血脂浓度增高可刺激平滑肌细胞、巨噬细胞释放细胞生长因子，还可激活血小板，使其凝集性增强并释放血小板源性的生长因子，促进动脉壁细胞的这种病理性增生。

高血脂是导致动脉粥样硬化的重要因素，但不是唯一因素。它与其他许多因素协同作用才能最终导致病变形成。其他因素包括：血小板功能状态、血管壁机械的或化学的损伤、遗传因素、维生素缺乏、无机盐摄取量等。

血浆脂蛋白对脑血管病有何影响

脑血管病，主要是脑卒中，是我国老年人常见的一种致命性疾病，目前有年轻化的趋势，其发病凶险，病死率高。该病的发生与血脂代谢异常有密切的关系。

大量研究证明，脑血栓病人血清高密度脂蛋白胆固醇（HDL－C）水平下降是脑血栓形成的重要因素之一。近来的流行病学调查结果表明，一种含有载脂蛋白 A（Ap0－A）抗原的特殊结构的脂蛋白 a，又称 LP－a，其浓度的升高是动脉粥样硬化、脑血栓、冠心病发生的重要危险因素。有人通过观察脑卒中病人血浆脂蛋白 a 水平并与同年龄的健康人比较，发现脑卒中病人的脂蛋白 a 浓度非常显著地高于正常组，从而提示了脂蛋白 a 是脑血管病的独立危险因素，推测其对脑血管病的预测、预防有相当的价值。血浆脂蛋白 a 水平升高引起脑血管病的机制还不十分清楚，目前认为主要是由于脂蛋白和凝血系统功能紊乱，导致动脉壁脂质沉积或血栓附着。脂蛋白 a 可能促进动脉壁胆固醇的沉积，对动脉粥样病变的发展可能有促进作用。国外有人认为脂蛋白 a 比低密度脂蛋白更具有致动脉粥样硬化的作用。

高脂血症与高血压有何关系

高血压病是中老年人的常见病和多发病，它的发生发展与高脂血症和冠心病密切相关。大量研究结果显示，许多高血压病人常并发脂质代谢异常，表现为胆固醇和三酰甘油含量较正常人显著增高，而高密度脂蛋白胆固醇显著降低，并且许多高脂血症也常合并有高血压。两者何因何果，目前尚不清楚，但已证实，高血压病人的血清脂质和脂蛋白代谢紊乱，与动脉粥样硬化的发生发展直接相关。高血压和高脂血症均属冠心病的主要易患因素，而且当两者同时并存时，则冠心病的发病率仅存在一项者为高，提示它们具有协同的作用。因此，积极防治高脂血症，对高血压和冠心病的防治极为重要。

高脂血症与糖尿病有关吗

糖尿病病人常伴有脂代谢紊乱。非胰岛素依赖型糖尿病（NIDDM）病人由于周围组织胰岛素受体的敏感性降低和数量减少，发生胰岛素抵抗血清胰岛素水平增高，但由于脂肪细胞膜上受体不敏感，对脂肪分解作用的抑制减弱，非酯化脂肪酸生成增多，进入肝脏转化为三酰甘油增多；胰岛素促进脂肪合成，导致血中极低密度脂蛋白（VLDL）及三酰甘油增多。

胰岛素依赖型糖尿病（IDDM）病人胰岛素绝对缺乏，导致脂肪分解加速、加强，非酯化脂肪酸进入肝脏而生成三酰甘油和酮体，毛细血管壁脂蛋白脂酶活性减低，于是乳糜微粒及 VLDL 分解减弱而在血液中浓度增高。

糖尿病性脂代谢紊乱，以血清三酰甘油增高最明显，胆固醇轻度增高。有研究者认为 NIDDM 病人的血浆高密度脂蛋白（HDL）水平降低，HDL 颗粒从周围组织摄取胆固醇的能力降低，导致胆固醇在这些部位的大量积聚，这可能是 NIDDM 病人动脉粥样硬化发病的重要因素。

体重与高密度脂蛋白有什么关系

超重和肥胖的人，其血液中高密度脂蛋白胆固醇低于 0.9 毫摩尔/升的占 37.7%，低于 1.17 毫摩尔/升的占 15.1%。而正常体重者中，低于 0.9 毫摩尔/升的占 15.1%，低于 1.17 毫摩尔/升的占 22.5%，两者比较相差显著。若肥胖者在 16 周内减肥 10 千克，则 5% 的人高密度脂蛋白胆固醇增加，15.8% 的人低密度脂蛋白胆固醇降低，30.1% 的人高密度脂蛋白胆固醇与低密度脂蛋白胆固醇的比值增加。

高脂血症对视力有什么危害

高脂血症在眼睛内部引起的病变，其后果比皮肤或肌腱等部位的黄色瘤严重得多。通过眼底镜观察正常人眼底时会发现人的视网膜上布满了细小的血管网，小动脉呈鲜红色，小静脉颜色略暗，整个眼底背景呈光洁的橘红色。但当病人有严重高脂血症时，血液中含有大量富含三酰甘油的脂蛋白，可使视网膜血管颜色变淡而近乳白色。而这些脂蛋白有可能进一步从毛细血管中漏出，这就是视网膜脂质渗出，在视网膜上呈现出黄色斑片。如果脂质渗出侵犯到黄斑（黄斑处是视觉最敏感的地方），则会严重影响视力。从静脉注入荧光造影剂，可以发现视网膜脂质沉积的地方有荧光物质的漏出，这种漏出是重度高脂血症最常见的视网膜病变。随着高脂血症的控制，视网膜脂质渗出损害可能消除。重度高脂血症视网膜血管通透性增加的机制还不太清楚，可能和病人伴发高血压有关。

高脂血症引起的视网膜静脉血栓形成，后果更加严重，而且不易被及早发现。高浓度的血脂可以激活血小板，使其释放许多凝血因子，造成血小板聚积性增高，血管内血栓形成。若血栓发生于视网膜，可以造成视网膜血管阻塞。研究表明，在高血压病、糖尿病和高脂血症 3 种疾病中，高脂血症是引起视网膜血栓形成的最常见的原因。

中央静脉阻塞可表现为视盘周围环状出血和渗出，以及视网膜静脉扩张。这种情况可引起视力严重下降。在老年人严重的视力下降过程中还可能造成双目失明。及早控制严重的高脂血症，有助于防止视网膜静脉血栓形成。

眼睑黄色瘤的出现有什么征兆

某些老年人眼睑周围出现黄色的瘤斑，医学上称作黄色瘤，这是血脂浓度异常增高，引起脂质异位沉积造成的。脂质的异位沉积还可出现在皮肤的其他部位、肌腱，或在眼睛内部造成更严重的损害。眼睑周围的脂质沉积一般先出现在眼睛内眦角，但随着沉积的扩大可逐渐包围整个眼睛周围。个别人的黄色瘤长得很明显，不得不进行整容手术，但如果高脂血症没有被控制的话，手术后黄色瘤还会复发。

黄色瘤本身对机体健康没有明显危害。但黄色瘤的出现提示应该检查一下病人血脂水平，并给予必要的医学指导。

至于脂质异位沉积为什么容易出现在眼睑部，目前还不十分清楚。可能与这个部位毛细血管通透性较大或此部位的结缔组织易于和渗到血管外的脂蛋白结合有关。个别血脂水平正常的人，偶而可见黄色瘤发生，这类病人的局部组织因素起重要作用。

如果积极治疗高脂血症以后黄色瘤消退，即说明治疗反应良好。所以，黄色瘤的消长可在一定程度上反映高脂血症病情变化和治疗效果。

什么是家族性高胆固醇血症

家族性高胆固醇血症，也称Ⅱ型高β－脂蛋白血症。本病可从父母亲那里遗传，据国外报道，每150～200个存活的新生儿中即可发现1例Ⅱ型高β－脂蛋白血症病儿。我国也已发现不少此类病人，其中部分属近亲结婚。其血液中大量增加的胆固醇与低密度脂蛋白沉积于动脉壁、心内膜、肌腱、角膜等处，造成病理损害。临床上主要有以下几种表现：

（1）黄色瘤。可发生于眼睑部，表现为眼周围的一种黄色瘤斑，称为眼睑黄色瘤。若发生于肌腱则称为肌腱黄色瘤。此外，还可见皮下结节状黄色瘤，好发于皮肤易受压迫处，如膝、肘关节的伸侧和臀部。

（2）动脉粥样硬化。约60%以上的病例在40岁以前即有心绞痛等动脉粥样硬化的表现。

（3）老年环。常在40岁以前眼角膜上即可出现典型的老年环，形如鸽子的眼睛。

本症在临床上比较多见，除家族性之外，更多的还是由于其他原因，如饮食不当、缺乏运动等引起。

什么是血液去脂疗法

血液去脂治疗，是直接将血浆中脂类去除一部分，以达到降脂的目的。这种疗法对于家族性高胆固醇血症和其他用口服药物也难以奏效的高脂血症及需要迅速降低血脂的病人，是一种非常有效的措施。

（1）血浆交换法。取出病人的静脉血 300～500 毫升，经机器分离出血浆后，把血中的有形成分回输体内。本方法操作方便安全，疗效好。缺点是血液中的高密度脂蛋白也同时丢失，而且费用昂贵。

（2）选择性低密度脂蛋白祛除法。包括肝素－琼脂糖珠吸附法、低密度脂蛋白抗体琼脂糖亲和层析、双膜过滤装置法及硫酸葡萄糖吸附法等。其中以双膜过滤装置法对降低胆固醇更为显著。这些方法具有安全、简便和易于处理等优点，但费用极其昂贵，一般病人难以承受。

（3）磁光氧快速去脂降黏疗法。大型血液磁光氧快速去脂降黏治疗机是目前国内外最新高科技心脑血管疾病治疗设备。在全电脑控制下集光、核磁（包括核磁、顺磁）、紫外光、离子氧等高科技为一体，采用分子生物学、分子物理学等高新科学手段，运用去脂转化技术、磁共振技术、射频光辐照技术、离子氧合技术，直接从血液中将多余的脂类、胆固醇、纤维蛋白原、低密度脂蛋白及衰老或死亡的红细胞除去，防止脂类物质及纤维蛋白原在血管内沉积，消除了引起动脉粥样硬化发生的诸多因素，控制了动脉硬化的发生和发展。不仅对高脂血症、高血黏度、高血压所导致的冠心病、脑动脉硬化、脑梗死、脂肪肝、糖尿病及相关病症有明显的预防治疗作用，同时防治脑梗死、冠心病的复发，总有效率达 98%。

为什么不可过于依赖血液去脂疗法

如今优越的生活条件使人越来越懒。人们奉行脍不厌精、食不厌细的生活标准，却对必要的锻炼惧怕有加。殊不知，吃好了喝好了，腰围渐长，血脂自然也高了。于是洗肠、洗血等一类“免动”疗法应运而生。据说时下最流行的就是刚刚开始的“洗血疗法”，虽其价格不菲，却无法阻挡人们降低血脂的热情，要求洗血的人排起了长队。钟爱美食、拒绝运动的“懒人们”自谓有福了，可专家的建议却与此大相径庭，他们认为：洗血降脂实不可取。所谓“洗血疗法”就是将病人的血液以每秒1毫升的速度，抽进一种称为“血脂分离系统”的仪器里，血液被分成血细胞和血浆，接着血细胞又被输回体内，血浆被送入过滤器。通过过滤，血浆中的低密度脂蛋白等有害物质就此被滤出体外，以达到降低血脂的目的。整个过程大概需时3~4小时。

据介绍，“洗血疗法”适用于血脂水平超过正常标准1倍以上，依靠吃药也降不下来、不时出现头晕眼花的高脂血症病人。但有专家指出：利用洗血的方法降血脂只适用于遗传性高胆固醇血症的病人，而此病的发病率仅为十万分之一。也就是说，多数人并不适合使用这种降血脂的方法。况且，一般的高脂血症病人偶尔洗一次血也不能达到降血脂的作用。据专家讲，洗血还有可能造成一些副作用，如在清除体内有害的低密度脂蛋白的同时，对人体有益的部分高密度脂蛋白和免疫球蛋白也被清洗掉了，另外还可能引起变态反应等。所以，专家强调，调控血脂无懒可偷，只有遵循一定的生活规律和药物控制，才有可能健健康康地把血脂降下来。

得了高脂血症应怎样正确对待

虽然血脂轻中度增高本身并不会引起不适症状，但却会导致动脉粥样硬化乃至冠心病、脑卒中等，造成重要器官的严重损害。因此，有些人一旦发现自己血脂增高，精神就非常紧张，整日忧心忡忡，一会儿怕自己马上要得心肌梗死了，一会儿又觉得自己脑动脉硬化已经加重了；要么就是乱用偏方，或过于相信广告盲目吃药，结果是常常给自己的身心健康带来更大的损害。也有一些人，觉得高脂血症不痛不痒没啥要紧，而采取不在乎、无所谓的态度，生活上照样我行我素，饮食上追求肥甘厚味，以致延误诊治，待到心脑血管、肝、肾等重要脏器发生损害时，悔之已晚。那么，我们应该怎样正确地对待高脂血症呢？

我们要把高脂血症看成是自己的敌人，做到重视而不被它吓倒，藐视但不掉以轻心。在高脂血症的防治上我们强调做到“三知”：

一要知病。解除心理上对它的恐惧，认识到高血脂对机体有许多危害，应引起足够的重视，但也不能被它吓倒。高脂血症对机体的危害都是慢性过程，不是几天之内就能引起并发症的，所以我们有足够的时间对付它。因为高脂血症是慢性疾病，对它的防治是艰苦的持久战，每一位病人都必须有足够的信心和决心。

二要知防。通过请教医生或自己多读一些有关的科普文章和书籍，从理论上了解高脂血症是怎样发生的，它又为什么能够带来多种危害，从而能够自觉而又有的放矢地根据自己的具体情况灵活调整饮食结构，养成良好的生活和工作习惯，加强体育锻炼，戒除不良嗜好等。从多方面注意防止高脂血症的发生，并为进行有效的综合治疗打好基础。

三要知治。应该知道，现代医学的许多科研成果给我们提供了不少对付高脂血症的武器和方法——治疗措施不断改进、降脂药物层出不穷。祖国医学在治疗高脂血症方面也有独到之处，是我们应该发挥的优势。

应该特别强调的是，经过正规治疗和合理的饮食调控，绝大多数病人的血脂可以很快下降。但治疗必须持之以恒，尤其要坚持饮食疗法和体育锻炼相结合，才能将血脂保持在正常水平。

心理因素对血脂有何影响

国内流行病学调查发现，一些有高脂血症的病人，离退休后血脂浓度却明显下降甚至逐渐恢复正常，且血脂下降特点是稳定、持久的，而并不是短暂的波动。

有人对30名高脂血症的老年人进行了离退休前后的对比观察，发现离退休后，这些老年人在习惯地延续了原来的生活规律和药物治疗的情况下，临床上经过最近三年3～5次血脂复查，其血脂浓度平均值大幅度下降，随着时间的延长，大部分趋于正常范围。而离退休前，这些病人均经过三年以上的药物治疗，效果均不理想。显然其血脂浓度下降与离退休密切相关。

国内外冠心病普查资料表明，长期睡眠不佳、精神经常紧张、忧虑及时间紧迫均能影响血脂代谢。而离退休病人脱离了紧张的工作环境，血脂代谢障碍有可能得到了纠正。情绪紧张、争吵、激动、悲伤时均可增加儿茶酚胺的分泌，非酯化脂肪酸增多，而促使血清胆固醇（TC）、三酰甘油（TG）水平升高。抑郁会使高密度脂蛋白胆固醇（HDL－C）降低。在动物实验中也观察到，对已形成高三酰甘油血症的动物，每天给予安慰及抚摸，结果其动脉粥样硬化病变形成范围均有明显减小。

为什么不要“有病乱投医”

人们已经开始认识到高脂血症与许多疾病密切相关，其根本在于可以导致动脉粥样硬化，而动脉遍布全身，一旦动脉发生严重粥样硬化征兆，会对人体产生严重危害，甚至导致高血压病、冠心病、心肌梗死等危及生命的严重病症。由此而产生的求治心切的愿望是很正常的，但不能乱投医。现在市场上出现较多的降脂减肥药品（或药剂），有的具有较好的短期效果，而相当一部分药品、药剂具有较明显的不良反应。面对人们的减肥心情，一个财源滚滚的减肥行业正在悄然形成并发展起来，降脂的、减肥的品牌很多，有的还冠以“速效”“神效”等，真是良莠不齐，鱼龙混杂。由此可见，真不能“有病乱投医”。这里有两点必须高度警示：

（1）任何药物都有两重性，既可以防病治病，又可能产生不良反应，包括药物副作用、毒性反应、过敏反应、药物依赖性和特异质反应。

（2）高脂血症病人中的大多数的致病因素与饮食不当（过食暴饮或结构失调）、运动过少等密切相关，并一直强调锻炼和节食是降脂减肥的主要方法。由此可见，扭转或纠正“有病乱投医”的思维方式，将大大有益于高脂血症的防治。

下篇 高血脂食疗药膳

高血脂食疗素菜谱

葱油萝卜丝

【材料】

白萝卜100克，胡萝卜100克，植物油、食盐、葱末、味精、麻油各适量。

【操作】

将白萝卜、胡萝卜洗净切丝，加食盐少许腌1小时，挤去水分。植物油在锅内烧热，爆香葱末，将热油淋浇在上述萝卜丝上，加味精、麻油拌匀即可。佐餐服食。

【功效】

健脾行气、化痰降脂。适用于脾虚湿痰壅滞型高脂血症者。

素烧冬瓜

【材料】

冬瓜 200 克，素油、精盐、葱花、味精各适量。

【操作】

将冬瓜去皮、瓤、籽，切成长方块，洗净。素油烧热后投入冬瓜块煸炒，待稍软时，加精盐和适量水，烧至酥烂后再重新调味。葱花与味精放入碗中，将冬瓜起锅，倒入汤碗中即成。佐餐服食。

【功效】

利水消肿、降脂减肥。适用于各型高脂血症者，本食疗方为治高脂血症、体形肥胖者的理想佳蔬，经常服食，还可减肥增健。

虎杖拌蘑菇

【材料】

虎杖嫩芽 100 克（去外皮，洗净，放入沸水锅内焯过，切细段），蘑菇 30 克（用清水泡发，洗净，放入沸水锅内焯 1 分钟，沥干水分，切成细丝）。

【操作】

将虎杖、蘑菇放入盘中，加入食盐、味精、食醋、五香油、麻油各适量，拌匀即成。

【功效】

清热解毒，补虚活血，降脂降压降糖。

凉拌萹蓄

【材料】

萹蓄嫩茎叶200克（去杂，洗净，在沸水锅内焯过，放入凉水中泡10分钟，再过几次清水，挤干水分，切碎），蒜蓉20克，食盐3克，味精2克，麻油15克，酱油15克。

【操作】

将萹蓄放于盘内，加入食盐、味精、酱油、蒜蓉、麻油，拌匀，即成。

【功效】

清热利尿，降压降脂。

凉拌苜蓿

【材料】

新鲜苜蓿200克（拣杂，洗净，放入沸水锅内焯过，捞出，用冷开水冲洗一下，挤去水分，切碎），料酒、酱油、食盐、味精、麻油各适量。

【操作】

将苜蓿放入碗内，加入料酒、酱油、食盐、味精、麻油拌匀，即成。

【功效】

清热利湿，养血活血，降低血脂。

蘑菇炒冬瓜

【材料】

鲜蘑菇 100 克（洗净，切成薄片），冬瓜 500 克（洗净，去皮、瓤，切成片），鸡汤、生姜汁、食盐、湿淀粉、麻油各适量。

【操作】

将鸡汤放入锅内，加入蘑菇、冬瓜，用大火煮沸，去浮沫，加入生姜汁、食盐，改用小火煮至冬瓜、蘑菇熟透入味，用湿淀粉勾芡，淋入麻油，即成。

【功效】

清热解毒，降压降脂，减肥轻身。

炒绿豆芽

【材料】

绿豆芽 300 克（去根、须，洗净），植物油 60 克，干辣椒（切细丝）、食盐、花椒各适量。

【操作】

将植物油放入锅内烧至六成热，加入辣椒、花椒，炸至棕红色时放入绿豆芽同炒，再放入食盐炒匀，至绿豆芽入味并熟脆时，即成。

【功效】

清热解毒，止渴利水，降脂降压。

炒洋葱

【材料】

洋葱300克（去根、外皮，洗净，切丝），食盐、酱油、黄酒、白糖、食醋、植物油各适量。

【操作】

将植物油放入锅内烧热，加入洋葱煸炒，烹入黄酒，加入食盐，酱油煸炒，淋入食醋，推匀装盘。

【功效】

温通解表，发散风寒，燥湿解毒，用于胃寒纳呆，食积胀满。

马蹄烧木耳

【材料】

马蹄200克（洗净，去皮，一切两半），水发木耳100克（用冷水洗净，沥干水分，撕成瓣），食盐、味精、麻油、花生油、湿淀粉、白糖、鲜汤各适量。

【操作】

将花生油倒入锅内，烧至七成热时，放入马蹄、木耳翻炒，加入鲜汤、食盐、味精、白糖，烧至入味，再用湿淀粉勾芡，淋入麻油即成。

【功效】

清热化痰，滋阴生津，护肤美容，降脂轻身。

双冬菜心

【材料】

青菜心 250 克，水发冬菇 100 克，冬笋 100 克。

【操作】

将青菜心、冬菇洗净，冬菇去蒂，冬笋切成薄片，入沸水中烫透捞出。锅中放油烧至六成热时，倒入冬菇、冬笋、菜心煸炒，放盐和鲜汤，淋上麻油食用。佐餐菜肴。

【功效】

健脾消食、润肠降脂。适用于各型高脂血症者，经常服食，对老年高脂血症者有辅助治疗作用。

酒醉冬笋

【材料】

冬笋 500 克，胡椒面 2 克，鸡油 20 克，盐 5 克，鸡汤 25 克，葱片 10 克，姜片 10 克，好白酒 25 克。

【操作】

1. 将冬笋洗净，切成薄厚均匀的扇形片，放入开水锅中焯一下捞出。笋片下开水锅中不可焯过，以防失去酥烂感。

2. 用一小盆，放入冬笋、鸡汤、鸡油、胡椒面、白酒、盐、葱、姜，用保鲜纸封口，放入蒸锅蒸 10 分钟，取出放凉即成。

【功效】

此菜消暑、利水、益气力、生津止泻、养阴润燥，并能去除人体内多余的脂肪，有防止发生高血脂、高血压症、高胆固醇的功效，是养身、壮体、抗衰老、延年益寿、健身防病的好食品。

冬笋酥烂，味道鲜美适口，很适合老年人食用。

炒黑白菜

【材料】

水发木耳100克，大白菜250克，精盐、味精、酱油、花椒粉、葱花、湿淀粉、豆油各适量。

【操作】

1. 将水发木耳去杂洗净；大白菜去老帮去根，选中帮、菜心，用刀削去菜叶，再将帮切成小斜片。

2. 炒锅内放豆油烧热，下葱花、花椒粉炝锅，随即下入白菜，油润明亮时放入木耳，加精盐、酱油、味精继续煸炒，将熟时，用湿淀粉勾芡，出锅装盘即成。

【功效】

木耳是一种天然高级滋补营养物质，内含有蛋白质、脂肪、糖、维生素、多种矿物元素以及对人体有益的胶质。其性味甘平，具有益气润肺、凉血止血、补脑强志、和血养荣的作用。

白菜不仅含维生素较多，而且还含有大量纤维素，有通利肠道、清食和中、下气解毒、去脂减肥、除胸中烦热的功效。

二者合成此菜，黑白相间，清淡微辣，开胃进食，是理想的保健食品，对高血脂、高血压、冠心病以及老年肥胖症有一定辅助疗效。

酥皮芦笋条

【材料】

茯苓25克，芦笋1罐（长条形），精面粉100克，奶粉15克，菠萝（罐头）半罐，鸡蛋100克，面包屑50克，味精1克，香菇酱50克，精盐3克，白糖10克，发酵粉2克，花生油1000克（约耗50克）。

【操作】

1. 将茯苓碾成粉末；罐头芦笋倒出控干，放在砂锅中加味精、精盐略烧入味，取出控干。

2. 鸡蛋磕在碗里，用筷子打起泡，加入面粉、发酵粉、熟花生油（20克）、鸡蛋及白糖调成蛋面糊；面包屑平铺于盘上。

3. 炒锅放旺火上，倒入花生油，烧至七成热时，将每条芦笋挂蛋面糊后，再在面包屑中滚粘面包糊，下入油锅炸至面糊呈金黄色时捞起，即成。否则炸过火，则会外焦里酥，失去口味。再将菠萝、香菇酱、奶粉装碟上桌，供配食用。

【功效】

芦笋是素食中的上品，除含一般蔬菜的营养成分外，还含有丰富的胆碱、天门冬酚胺、尼克酸。尤其含硒量较高，对心血管系统、蛋白质代谢障碍、神经系统等症，有一定疗效。主要是因其含脂肪较少，有明显的减肥作用，对老年人防治高脂血症有一定作用。

决明烧茄子

【材料】

草决明30克，茄子500克，姜末10克，盐3克，蒜片10克，葱末10克，料酒10克，淀粉10克，鸡汤200克，豆油250克（约耗50克）。

【操作】

1. 把茄子洗净，切成斜片；将草决明捣碎入锅加水适量，上火煎30分钟左右，捞去药渣后，使药液浓缩至两茶匙备用。

2. 把豆油放入铁锅烧热，再将茄片放入油锅内炸至两面焦黄，捞出控油。

3. 铁锅内留底油约 30 克，再上火，蒜片入锅后，把炸好的茄片入锅，即可把鸡汤、葱、姜、盐、料酒等佐料和用草决明药汁调匀的淀粉倒入锅内，翻炒一段时间，点上几滴明油，颠翻后即成。

【功效】

茄子除含一般丰富的营养成分外，所含的维生素 P，具有保护血管作用；还含有维生素 A，有间接预防癌症的效果；茄子维生素中的皂草甙，能降低血中胆固醇的含量，故可预防高血脂、动脉硬化、冠心病、高血压等症。

草决明也叫决明子，为草药，性微寒，味苦酸、微咸，有清肝火、明目的作用，还可润肠通便。

此菜茄子烂熟，葱姜味浓，略有草药味。常吃可润肠通便，清肝降逆，适应于高血脂、高血压、冠心病及妇女更年期综合征等病患者食用。

香菇炒菜花

【材料】

菜花 250 克，香菇 15 克，鸡汤（用炖鸡、煮鸡的稀汤适量加水制成）200 克，葱、姜各 2 克，淀粉 10 克，味精 2 克，精盐 4 克，鸡油 10 克，花生油 15 克。

【操作】

1. 菜花洗净，去蒂，掰成小块，这比用刀切小块整齐，无刀口锈味，好看好吃，然后再用开水焯透；葱、姜洗净切丝；香菇洗净，去根，大块撕开。

2. 锅上火，放入花生油，烧热后放葱，到散发香味，再放入鸡汤、盐、味精，烧开后，将葱、姜捞出，再将香菇、菜花分别码入锅内，用微火煮烧，至菜料入味后，淋入淀粉勾芡，加入鸡油、味精，颠翻均匀，即成。

【功效】

菜花营养丰富，含有钙、磷、铁等矿物质及多种人体所需的微量元素和较多的维生素A原、维生素B、维生素C。其中维生素C的含量甚多，是番茄的8倍，大白菜的4倍，苹果的20倍，芹菜的15倍。足够的维生素C被人体摄入后，不但能增强肝脏解毒能力，而且还能提高机体免疫力，防病抗病。

香菇含30多种酶和18种氨基酸，不但抗癌，而且可以抗血管硬化，降血脂、血压，有改善肾功能作用。

两菜合用，清淡适口，色鲜味美，其利肠胃，壮筋骨，开胸脯，降血脂，益胃补食效果甚为明显。

枸杞翡翠豆腐

【材料】

油菜心500克，水豆腐300克，枸杞子10克，姜末6克，葱末6克，味精2克，花生油10克，精盐6克，香油10克，高汤350克，水淀粉适量。

【操作】

1. 水豆腐切成6厘米见方的块；将油菜心去根，洗净，用刀在根部切十字刀口。

2. 炒锅上火，注入1000克清水，放盐4克；水开后将豆腐倒入锅内焯2分钟捞出。

3. 锅再上火，倒入花生油，放入油菜心滑一下，捞出，叶朝外，根部朝里呈圆形码放在盘中。

4. 锅刷洗干净，上火注入高汤，放入姜末、味精、精盐，将豆腐入锅，待3分钟后豆腐入味，捞出控汤，放在码好菜心的盘中成蘑菇形。

5. 锅内入葱末，放入枸杞子，勾水淀粉适量，成米汤芡，淋上香油，锅离火，用勺将芡汁淋在豆腐和油菜心上即成。

【功效】

全菜含低胆固醇、低脂肪、高蛋白，有多种维生素，能供人体所必需的大部分营养素。其功效可增白皮肤，滋肾壮阳，减肥健美，有利于软化血管，降低血脂。

此菜红、白、绿相间，味美，香嫩脆。

清炖木耳香菇

【材料】

香菇 50 克，木耳 25 克，姜片、葱段、料酒、精盐、熟脂油、鸡汤各适量，味精、胡椒粉各少许。

【操作】

1. 将木耳、香菇分别泡好发起，去杂质，洗净，并将泡发的水澄清留用。

2. 将猪油、香菇、木耳、精盐、料酒、姜片、葱段放在砂锅中，加入泡发木耳、香菇的水和鸡汤，先用武火烧沸，撇去浮沫，再改用文火炖至木耳、香菇入味，拣去葱段、姜片，加入味精、胡椒粉调味即成。

【功效】

木耳与香菇均为高级天然滋补之山珍。两味除含有一般营养外，其中黑木耳含有丰富的核酸物质，能抗衰老、健肤美容和提高人体机能的免疫力。香菇有降血压、降血脂和抗癌的作用。

此菜香味浓郁，清淡微辣，常食对治疗和预防癌症、高血压、高血脂、动脉硬化有一定作用，可谓保健、健美、益寿的菜肴。

菊花香菜煮茄子

【材料】

菊花 50 克，茄子 1000 克，酱油 10 克，盐 5 克，黄豆 22 克，香菜 100 克，芝麻酱 50 克，醋 10 克，料酒 10 克，牛肉汤 200 克。

【操作】

1. 茄子洗净，去蒂把，带皮切成滚刀块，放入清水盆中泡 30 分钟，去其黑色；菊花放入不锈钢锅内，加清水洗净，上火煮 20 分钟左右，然后兑入牛肉汤，放入茄子块，再煮 20 分钟；香菜洗净，切段。

2. 黄豆用凉水泡软，入锅加水煮熟去豆腥味，再放入锅中加入已煮过的茄子同煮，倒入盐、酱油、料酒、醋，拌入芝麻酱撒上香菜段即成。

【功效】

此菜消肿止痛，清热解毒，对胃溃疡、高血压有预防作用，特别是可以减少人体对脂肪的吸收，具有减肥和防病的功效。适合夏秋季老年人食用。

三鲜素海参

【材料】

水发木耳 100 克，水发香菇 50 克，熟菜花 50 克，甜椒 50 克，熟冬笋 50 克，素鸡 50 克，料酒、精盐、味精、白糖、酱油、姜末、湿淀粉、素鲜汤、玉米粉、花生油各适量。

【操作】

1. 将水发香菇去根及杂质，洗净，切成梳子状片；熟菜花用刀切成栗子大小的块；将冬笋、素鸡切成滚刀块；甜椒洗净后，去籽心，切成梳子状。

2. 将水发木耳洗净，沥干水分，切成末，同玉米面放在锅内，加水、精盐、味精，拌成木耳面糊，用刀把面糊刮成手指形，逐条下到六成热的油锅中，氽成海参形，即为“素海参”。

3. 炒锅内放入花生油，烧至七成热，将菜花、甜椒、素鸡下锅煸炒后，即下姜片、白糖、鲜汤、料酒、酱油，烧沸后加入“素海参”、味精，再烧沸后用湿淀粉勾芡，即可起锅装盘。全部配料和调料下锅后，炒烧时不可过于火大或时间过长，以免失去清淡鲜嫩的口味。

【功效】

此菜肴似海参状，形态好看。香菇、木耳、菜花、冬笋、甜椒、素海参、素鸡相配，营养全面、丰富。其中木耳和血养荣、滋补强壮；冬笋减肥、和中化痰；香菇强身健体、补气益血；菜花补肾强力；甜椒驱风行血、温中散寒。此菜含有丰富的维生素 A、维生素 B_1、维生素 B_2、维生素 C、维生素 D 原，还含有铁、碘、钙、磷、铜等多种矿物元素，能促进人体新陈代谢正常进行，提高机体免疫力。尤其对老年高血脂、高血压、体弱、动脉硬化者，食之更为有益。

绿豆萝卜灌大藕

【材料】

大藕 4 节，绿豆 200 克，胡萝卜 125 克，白糖适量。

【操作】

1. 先将绿豆洗净，浸泡半小时，然后沥干；胡萝卜洗净切碎，捣泥；再用白糖与此二味调匀，备用。

2. 将藕洗净，以刀切开靠近藕节的一端，切下部分留作盖，将和匀的绿豆萝卜泥塞入藕洞内，塞满为止。再将切下部分盖在原处，用竹签插牢，上锅隔水蒸熟。

【功效】

降低血脂。适用于高脂血症，高血压和动脉硬化等症。

爆炒三鲜

【材料】

芹菜150克，玉米笋150克，香蕈20克，植物油、食盐、调料各适量。

【操作】

先将香蕈泡好，芹菜择洗干净，切成段与玉米笋一同入锅，以植物油爆炒，待熟时加上调料，翻炒几次即可。

【功效】

调中开胃，降压祛脂。芹菜甘凉，清热利水，降压祛脂；玉米笋（又名珍珠笋、小玉米）性味甘平，调中开胃，降脂化浊；香蕈甘平无毒，益胃降脂。以素油爆炒，三色鲜泽，美味爽口。尤宜于脾胃失调、内蕴湿热之高脂血症者食用。也是常人服食和宴客之佳肴。

洋葱炒胡萝卜

【材料】

洋葱150克，胡萝卜200克。

【操作】

洋葱切丝，胡萝卜切片，常法以油煸炒，可红烧或白烧。

【功效】

健脾护肝，降血糖，降脂降压。适宜于高脂血症、高血压、糖尿病、糖尿病足、冠心病。

冬瓜香菇菜

【材料】

冬瓜200克，香菇50克，调味品适量。

【操作】

冬瓜去皮洗净，切成小方块。香菇用水发开，去蒂柄，洗净，切成丝。葱、姜洗净切丝。锅中放入植物油适量，烧热后下葱、姜爆香，再下冬瓜、香菇和泡香菇的水，焖烧数分钟，待熟时调入食盐、味精等，翻炒几下即可。

【功效】

下气消痰，利水渗湿，降脂减肥。适用于脾肺亏虚所致的咳嗽、气喘、水肿、小便不利、妊娠水肿、肥胖症等。

粉蔬什锦

【材料】

绿豆凉粉400克，胡萝卜80克，水发木耳80克，菠菜80克，葱末、姜末、蒜末、盐、味精、花生油各适量。

【操作】

1. 将凉粉切成2厘米见方的小块。

2. 将菠菜择洗干净，切成段；胡萝卜洗净，切成细丝。

3. 水发木耳择洗干净，切成丝。

4. 蒜末、盐、味精放入碗内，加少许凉开水调成汁，备用。

5. 将锅上火，倒入花生油烧热，下入葱、姜末炝锅，随后下入凉粉块翻炒一会儿，分别放入胡萝卜丝、木耳丝、菠菜段，每放入一种原料，都要翻炒，最后倒入调好的汁，翻炒均匀即可装盘。

【功效】

清热消暑，利尿消肿，润喉止渴，明目降压。

荠菜炒冬笋

【材料】

冬笋300克（去壳、根，切片），荠菜150克（拣洗干净），精盐、植物油、味精各适量。

【操作】

起油锅下入原料煸炒，并加入精盐、味精等调料。

【功效】

清热利水，降脂降压。适用于各种高脂血症、高血压、水肿、便血、尿血等症。

冬菇豆腐

【材料】

豆腐200克，青豆100克，水发冬菇75克，酱油、料酒、白糖、味精、植物油、盐、鲜汤各适量，麻油少许。

【操作】

1. 豆腐切方块，冬菇洗净，青豆煮熟。

2. 豆腐放入六成热油的锅中，两面煎至金黄，加酱油、料酒、白糖、味精、鲜汤，用文火烧入味后勾芡装盘。

3. 锅留底油，下冬菇、青豆煸炒，加料酒、味精、盐、鲜汤，入味后勾芡，淋少许麻油，置于豆腐中央即成。

【功效】

益气和中，生津润燥，清热解毒，抑制脂肪吸收，促进脂肪分解，阻止引起动脉硬化的过氧化物质产生。适用于高脂血症患者食用。

柏子仁烧蘑菇

【材料】

水发蘑菇 250 克，柏子仁 100 克，精盐、味精各适量。

【操作】

起油锅下入原料翻炒，并加入精盐、味精等调料。

【功效】

降脂降压，养心安神。适用于各种高脂血症、冠心病、高血压等症。

平菇炒鸡蛋

【材料】

鲜平菇 150 克，鸡蛋 2 只，调味品适量。

【操作】

平菇洗净切成条状，鸡蛋打碎去黄留白搅匀，按常法煸炒平菇，半熟时倒入蛋清再炒。调味即可。

【功效】

降脂，润肺，抗癌。适用于高脂血症、动脉硬化、冠心病、肺热咳嗽、肿瘤等症。

平菇烧豆腐

【材料】

鲜平菇 150 克，豆腐 200 克，虾米 20 克，调味品。

【操作】

平菇洗净撕成大片，豆腐切成大块，加入虾米及调味品，常法入锅炖煮。

【功效】

降脂，补益气血，健脾和胃。适用于高脂血症、动脉硬化、冠心病、慢性胃炎、脂肪肝、缺钙、肿瘤等症。

清炒荷梗

【材料】

嫩荷梗250克，红辣椒1个，生姜3片，调味品适量。

【操作】

嫩荷梗洗净，切丝。红辣椒洗净，切丝。生姜切丝。锅中放入植物油适量烧热后，下生姜爆香，下荷梗、辣椒炒至熟，加食盐、味精等调味服食。

【功效】

清热利湿，清心除烦。适用于暑热内盛所致的发热、头晕目眩、心烦易怒、小便短赤及暑日感冒、小儿夏季热等。

莴苣炒豆皮

【材料】

莴苣片150克，豆腐皮75克，西红柿片60克，熟笋片30克，葱花、姜丝、盐、味精、素油各适量。

【操作】

1. 将豆腐皮用温水泡软洗净，沥水，切成长方条，待用。

2. 将素油入锅烧至七成热，入葱、姜煸香，加入莴苣片煸炒至半熟。

3. 再加入西红柿、豆腐皮翻炒至熟，加入盐、味精调味即可。

【功效】

清热利尿，健脾和胃，去脂降压。适用于各种类型的高血脂。

麻辣葱片

【材料】

洋葱 500 克，精盐、味精、辣椒油、花椒末、麻油各适量。

【操作】

洋葱剥去外皮，洗净后切成片状，放入沸水中焯一下捞出，控净水放凉备用。另碗中加入精盐、味精、辣椒油、花椒末各适量，搅匀放入焯好的葱片混匀，再淋入适量麻油即成。

【功效】

适用于各种类型高脂血症，对高脂血症伴发高血压、糖尿病患者尤为适用。

口蘑炖豆腐

【材料】

口蘑 100 克，豆腐 250 克，竹笋片 25 克，虾米 10 克，葱、姜、盐、糖等调味品。

【操作】

口蘑用温水泡发，洗净，切成稍大片块，笋切成薄片。将口蘑与笋片放入沸水中氽一下备用。豆腐切成大块放入油锅炸成金黄色，捞出沥去余油；炒锅加油烧热，投入口蘑和笋片、虾米翻炒，再加入调料与豆腐块，并加少量清水。先急火，烧沸后改小火煨，再用湿淀粉勾芡，炖熟有味后，再加入味精，淋上麻油即可。

【功效】

降脂，补益气血，健脾和胃，润肠通便，清肺止咳，补钙。适用于高脂血症、动脉硬化、冠心病、慢性胃炎、便秘、肺热咳嗽、缺钙等症患者食用。

口蘑炒茄子

【材料】

口蘑 100 克，茄子 150 克，调味品。

【操作】

口蘑先以温水泡发、洗净，切成菌丝状。茄子切成小块，按常法入油锅煸炒，熟后调味。

【功效】

降脂。适用于高脂血症、动脉硬化、冠心病、脑动脉硬化、肿瘤等症患者食用。

荠菜拌二丝

【材料】

荠菜 250 克，白萝卜丝 60 克，西瓜皮丝 30 克，盐、味精、食醋、麻油各适量。

【操作】

1. 将荠菜洗净，入沸水焯一下，捞出沥干，切碎，放入盘中。

2. 将萝卜丝入沸水焯透，捞出沥干，切碎，放入盘中。

3. 西瓜皮丝入沸水焯透，捞出沥干，也放入盘中。

4. 加入其余各味拌匀即成。

【功效】

清热解毒，祛湿利水，去脂降压。适用于湿热内蕴型高血脂患者食用。

大蒜炒绿豆芽

【材料】

新鲜绿豆芽250克，大蒜两瓣，麻油及调味品适量。

【操作】

1. 将大蒜去皮，拍扁，切碎；绿豆芽洗净。

2. 锅中放入清水适量，煮沸后下入豆芽及精盐适量，煮2分钟后取出装盘，调入蒜末、酱油、食醋、味精、麻油等拌匀服食。

【功效】

降脂减肥，利尿解腻。

炸干葱

【材料】

洋葱250克，精盐、味精、植物油、面粉各适量。

【操作】

洋葱去皮洗净，将整个葱头横切成圆盘状，放入碗中撒上精盐、面粉拌匀待用。锅内放入植物油烧至四成热，下葱头片炸数分钟，炸至熟时改用大火稍炸，捞出控净油，拌入适当精盐、味精调料即成。

【功效】

活血化瘀，降脂降压。主治高脂血症伴高血压病，对气血瘀滞型高脂血症尤为适用。

冬菇炒青椒

【材料】

黄瓜片 200 克，水发冬菇丝、胡萝卜丝各 60 克，青椒丝 30 克，盐、味精、葱丝、姜丝、湿淀粉、色拉油各适量。

【操作】

1. 将黄瓜片入沸水焯一下，捞出沥干，入盘。

2. 色拉油入锅烧热，入葱、姜煸香，加入冬菇、胡萝卜煸炒一会，再加入青椒丝翻炒至熟。

3. 加盐、味精和匀，加入湿淀粉勾芡后倒黄瓜上即成。

【功效】

清热利水，补虚健体，去脂降压。适用于脾虚温盛型高血脂患者食用。

黄瓜拌豆芽

【材料】

黄瓜丝 300 克，绿豆芽 250 克，虾米 20 克，鸡蛋皮丝 15 克，蒜泥、盐、味精、食醋、麻油各适量。

【操作】

1. 将黄瓜丝加盐稍腌一下，挤出水入盘。

2. 绿豆芽入沸水焯透，捞出沥干，入盘。

3. 虾米用沸水泡发后洗净，与其余各味一起入盘拌匀即可。

【功效】

清热利水，补虚化痰，去脂降压。适用于脾虚湿盛型高血脂患者食用。

芹菜炒豆腐干

【材料】

芹菜 250 克，豆腐干 50 克，精盐、味精、植物油、葱、姜各少许。

【操作】

芹菜洗净切成段，豆腐干切成丝备用。锅中加植物油少许，烧至七成热，将芹菜、豆腐干放入锅内煸炒至芹菜熟透，同时放入精盐、味精等调料即成。

【功效】

清热解毒，平肝息风。适用于各种类型高脂血症，尤其适宜中老年高脂血症伴高血压病患者食用。

豆渣炒胡萝卜青丝

【材料】

豆腐渣 200 克，青椒丝、胡萝卜丝各 50 克，葱花、姜丝、盐、味精、色拉油各适量。

【操作】

将色拉油入锅烧热，入葱、姜煸香，入豆腐渣、盐煸炒一会，再加入其余各味翻炒至熟入味即可。

【功效】

益气健脾，去脂减肥。适用于各种类型的高脂血症患者食用。

番茄酱炒豆渣

【材料】

豆腐渣200克，番茄酱、笋丝各50克，姜末、葱花、盐、色拉油、味精各适量。

【操作】

1. 将色拉油入锅烧热，加入葱、姜煸香，倒入番茄酱，炒至出红油。

2. 加入豆腐渣、笋丝翻炒至熟，再加入盐、味精调味即成。

【功效】

益气健脾，去脂降压。适用于各种类型的高脂血症患者食用。

香菇烧淡菜

【材料】

水发香菇、水发淡菜、笋片各50克，葱、姜、料酒、精盐、味精、五香粉、植物油、麻油各适量。

【操作】

香菇洗净，切片备用。淡菜用温水洗净，放入碗内，加清汤适量，上笼蒸透取出备用。炒锅置火上，加植物油适量烧至七成热，加入葱花、姜末煸炒出香味，加入清汤适量及香菇片、笋片，调入料酒，中火烧10分钟，加入精盐、味精、五香粉调匀，入味后用淀粉勾芡，淋入麻油即成。

【功效】

益气健脾，活血化瘀，补虚降脂。适用于各种类型的高脂血症。

蒜汁拌马齿苋

【材料】

新鲜马齿苋 300 克，大蒜头 60 克，红糖 10 克，精盐、味精、麻油各适量。

【操作】大蒜剥去外皮，洗净剁成蒜蓉，再加适量开水，压榨取出蒜汁，备用。取汁后大蒜蓉渣勿弃，待用。马齿苋择洗干净，入沸水中焯，待软后取出，用凉水冲洗，沥去水分，切成段放入碗内。将蒜蓉渣撒在马齿苋段上，蒜汁中加入精盐、味精、麻油、红糖等拌和均匀后浇在马齿苋段上即成。

【功效】

下气消谷，散血消肿，降低血脂。主治各种类型的高脂血症。

豆豉炖豆腐

【材料】

豆豉 10 克，豆腐 100 克，调味品。

【操作】

豆豉与豆腐按常法炖煮，豆豉散在豆腐中，可红烧，也可清炖，稍作调味。

【功效】

降脂，解表，除烦。适用于高脂血症、动脉硬化、感冒、烦躁、胸闷、头痛等症患者食用。

葱烧海参

【材料】

水发海参1000克，清汤250克，油菜心2棵，料酒9克，玉米须9克，鸡油8克，熟猪油45克，葱120克，酱油、味精、食盐适量。

【操作】

将水发海参洗净，用开水氽一次，用熟猪油将葱段炸黄，将鸡油60克倒入锅内，再下海参，加入清汤100克和一半调料，用微火炖熟。将海参捞出，放入大盘内，原汤不用。将菜心放在海参上，在锅内放清汤150克，倒入余下的调料，用玉米粉勾芡，倒在海参上，淋上葱油即可。

【功效】

滋肺补肾，益精壮阳，降脂。适用于高血脂患者食用。

葱白炒莴苣

【材料】

莴苣200克，素油25克，葱白50克，精盐2克。

【操作】

将莴苣打去叶，剥去皮，切去根，留净莴苣200克，洗净，切碎。葱白洗净，切成葱花；取锅上旺火，舀入素油熬熟，投入葱花煸香后，倒入莴苣片，下精盐，用旺火连炒几下即成。

【功效】

利尿，降脂，止血。适用于尿少、水肿、尿血、高脂血症等患者食用。

芹菜茭白拌海带

【材料】

芹菜段，茭肉片各 30 克，荠菜、水发海带丝各 20 克，盐、味精、色拉油各适量。

【操作】

将前 4 味一同下锅，加水适量，煮沸煮熟，加盐、味精、色拉油调味即可。

【功效】

清热平肝，去烦润肠，去脂降压。适用于肝火炽盛型高血脂患者食用。

豆豉蒸茄子

【材料】

豆豉 10 克，茄子 3 个，调味品。

【操作】

茄子洗净对开，豆豉及调味品散在茄子表面，常法入锅内清蒸。

【功效】

降脂。适用于高脂血症、脂肪肝等症患者食用。

麻仁蘑菇豆腐

【材料】

火麻仁 10 克，蘑菇 100 克，豆腐 200 克，调味品适量。

【操作】

蘑菇每个切成两小块，豆腐切成大块，以常法先煮。半熟时放入火麻仁，调匀煮熟。

【功效】

降脂，通便，抗癌，美容。适用于高脂血症、习惯性便秘、肿瘤、皮肤缺乏润泽等症患者食用。

枸杞炖银耳

【材料】

枸杞子 5 克，银耳 10 克，杭菊 3 克，冰糖 100 克，鸡蛋清少许。

【操作】

银耳泡发洗净，砂锅清水烧沸，打入蛋清，放入冰糖、银耳、枸杞，稍炖后撒入杭菊即可。

【功效】

滋补肝肾，益阴明目，滋阴润燥，降脂。适用于高脂血症患者食用。

干贝白菜豆腐

【材料】

大白菜 300 克，干贝 30 克，豆腐两块，味精 4 克，盐 3 克，高汤 1 杯，胡椒粉少许，麻油、植物油、湿淀粉各适量。

【操作】

1. 将干贝用温水泡软，大白菜洗净切片，豆腐切小块。

2. 植物油倒入热锅中，放入干贝、大白菜、调料、高汤、豆腐，烧煮 5 分钟勾芡，放上麻油即可。

【功效】

健脾化滞，调节新陈代谢。适用于高脂血症患者食用。

烧全素

【材料】

植物油 300 克（实耗 100 克），土豆 100 克，胡萝卜 50 克，笋 50 克，黄瓜 50 克，炸面筋 25 克，水发香菇 25 克，鲜蘑 25 克，粉皮 25 克，酱油 15 克，葱丝、姜丝各 10 克，料酒 5 克，白糖 5 克，香油 5 克，味精 1 克，大料 2 瓣，水淀粉、盐各少许。

【操作】

1. 将土豆洗净，切成小滚刀块，面筋切成块；粉皮切成片，油锅烧热，分别用油把土豆、面筋、粉皮过一下，备用。

2. 将胡萝卜、笋切成与土豆同样的块分别用水焯过；香菇、鲜蘑、黄瓜也切成块，备用。

3. 锅内加油烧热，葱、姜丝入锅，煸炸一下大料，放入料酒、酱油、白糖、盐、味精烹炒，再用适量水调好口味后，去掉大料，放入全部备好的材料，烧开收汁，勾芡，淋入香油出锅装盘。

【功效】

通二便，降低胆固醇。适用于高脂血症患者食用。

四品辣味小菜

【材料】

黄瓜 100 克，煮黄豆 100 克，雪里蕻 100 克，大头菜 50 克，辣椒油 20 克，葱花 15 克，精盐 8 克，醋 3 克，味精 2 克。

【操作】

1. 将黄瓜洗干净，切成条，用盐腌 10 分钟，挤去水分，加入醋、味精、辣椒油拌匀，即成红油黄瓜。

2. 将煮黄豆中加入精盐、辣椒油、味精拌匀，即成红油黄豆。

3. 将大头菜洗净，切丁，用盐腌一会儿，放入清水中洗净，捞出，挤去水分，加入辣椒油、精盐、味精拌匀，即成红油甘蟹。

4. 将咸雪里蕻用水浸泡 1 小时，洗净，切丁，加入葱花、味精、辣椒油拌匀，即成辣油雪里蕻。

【功效】

促进胃肠蠕动，防止便秘，降糖减肥。适用于高血脂患者食用。

花生仁拌芹菜

【材料】

花生仁 120 克，芹菜 150 克，豆油、酱油、精盐、味精、白糖、醋、花椒油各适量。

【操作】

油锅烧热，放入花生仁炸酥捞出，去膜衣；芹菜去根、叶，洗净切段，入沸水焯一下捞出，用凉开水冲凉，控净水分。把芹菜成圈状码在盘子边上，花生仁堆放在芹菜圈中；各调料放在小碗内调好，浇在芹菜上，拌匀即可。

【功效】

润肺养血，祛脂降压。适宜于高血脂病人服食，也可用于高血压、咳嗽、尿血者。

决明子炒茄子

【材料】

决明子 20 克，茄子 150 克，青辣椒 1 个，精盐、味精、葱、姜、酱油各适量。

【操作】

1. 将决明子用小火炒至微有香味时取出，加水浓煎取汁；茄子去柄，洗净，剖开，切块，在茄子背上用刀斜划成菱形；辣椒洗净，切丁；葱、姜洗净，切细。

2. 锅中放入植物油适量，烧至八成热后放入茄子煎至两面金黄，待熟后下入辣椒、葱、姜、酱油、精盐、味精翻炒片刻，而后烹入决明子汁，翻炒均匀，装入盘中即成。

【功效】

此菜有清热解毒，明目通便，降脂降压，扩张血管之功。适用于高血脂患者食用。

素焖扁豆

【材料】

扁豆 120 克，食油、甜面酱、盐、蒜片、姜末各适量。

【操作】

将扁豆撕去边筋，洗净切段。油锅烧热，放入扁豆略炒片刻，加入甜面酱、盐与适量清汤炒匀，用文火焖软，放入蒜片、姜末，用旺火快炒一下即成。

【功效】

健脾和胃，降胆固醇，降血糖。适宜于高血脂，尤其是高胆固醇病人食用，也可用于冠心病、糖尿病、高血压、肥胖症者。

鱼香黄瓜

【材料】

黄瓜250克，植物油30克，醋10克，酱油5克，葱5克，糖5克，淀粉5克，料酒5克，豆瓣酱4克，姜3克，蒜3克。

【操作】

1. 黄瓜洗净，劈成四瓣，去心，切成象眼块。

2. 将葱、姜洗净，切成末，蒜去皮，切成末，豆瓣酱调匀。

3. 将酱油、醋、糖、料酒、淀粉、姜、葱、蒜放入碗内，加适量水，搅拌均匀，作为味汁备用。

4. 将炒锅置于火上，放入植物油烧热，加入豆瓣酱稍微煸炒后，下入黄瓜块，不断翻炒，炒熟后将调好的味汁倒入锅内，翻炒均匀后即可出锅装盘食用。

【功效】

促进肠道中腐败食物的排泄，降低胆固醇。适用于高脂血症患者食用。

黑木耳拌黄豆芽

【材料】

黄豆芽500克，黑木耳50克，盐、香油、味精各适量。

【操作】

将黄豆芽洗净，去豆皮；黑木耳用水发软，洗净，切成丝，将黄豆芽、黑木耳放入锅内，加清水适量煮熟，加香油、盐、味精调味即成。

【功效】

润肤祛斑，凉血止血，降脂。对高脂血症、黑斑瘾、疣赘、鸡眼、肥胖症、白癜风等有辅助食疗作用。

烤麸烧南瓜

【材料】

南瓜600克，烤麸200克，精盐、味精、生姜、葱白、花生油各适量。

【操作】

南瓜刨去皮切成小块；烤麸撕成小片块。油锅烧热，放入姜片、葱白煸香，倒入南瓜与烤麸，加盐与适量水，焖烧20分钟，放入味精炒匀即成。

【功效】

补中益气，降脂通便。适宜于高血脂病人食用，也可用于动脉硬化、冠心病、便秘者。

红萝卜煮蘑菇

【材料】

红萝卜150克，蘑菇50克，黄豆、西兰花各30克，色拉油4克，精盐5克，味精2克，白糖1克。

【操作】

红萝卜去皮切成小块；蘑菇切片；黄豆泡透蒸熟；西兰花改成小颗粒。烧锅下油，放入红萝卜块、蘑菇片翻炒，倒入清汤，用中火煮，待红萝卜块煮烂时，下入泡透的熟黄豆、西兰花粒，调入盐、味精、白糖煮透即可。

【功效】

祛脂减肥。适用于高脂血症、肥胖症等的辅助食疗。

鲜蘑焖茄子

【材料】

茄子400克，鲜蘑100克，植物油50克，酱油25克，葱花10克，蒜片10克，清汤1250克，料酒5克，姜片5克，味精3克，精盐2克。

【操作】

1. 将茄子削皮洗净，切成菱形块，清水中浸泡30分钟，沥水。

2. 将鲜蘑去根、洗净，切成大片。

3. 将炒锅置于火上放油，烧热下入姜片、葱花、蒜片煸炒出香味，倒入茄子块、鲜蘑片，翻炒5分钟，烹入料酒、酱油、汤，同时放入汤、盐、味精等盖上锅盖，改为文火焖10分钟左右，再用武火把汤汁收浓，出锅装盘即可。

【功效】

降低胆固醇。适用于高脂血症患者食用。

爆炒三鲜

【材料】

芹菜250克，玉米笋150克，香蕈20克，植物油、食盐、调料各适量。

【操作】

芹菜去根、叶洗净切段；香蕈浸泡洗净。油锅烧热，放入芹菜、香蕈、玉米笋一起爆炒片刻，将熟时加入调料，翻炒至熟即可。

【功效】

调中开胃，降压祛脂。适用于脾胃失调的高血脂病人食用，也可用于健康人的保健养生。

毛豆炖茄子

【材料】

植物油 500 克（耗 100 克），茄子 400 克，鲜毛豆（净豆）50 克，水淀粉 50 克，高汤 25 克，葱花 10 克，蒜片 10 克，香油 5 克，姜末 5 克，酱油 5 克，味精 3 克，盐适量。

【操作】

1. 将茄子削皮洗净，切成 3 厘米的菱形块备用。

2. 将葱花、蒜片、姜末、味精、高汤、酱油、水淀粉、香油、盐放入碗内调成芡汁。

3. 将炒锅置于火上烧热，放入油烧至六成热时，放入茄子块炸成金黄色后捞出，沥油。

4. 放点底油，将毛豆投入，用文火煸炒去除豆腥味，再下入茄子，同时倒入调好的芡汁，烹炒片刻出锅装盘即可食用。

【功效】

降低血液中的胆固醇含量。适用于高脂血症及其他心血管疾病患者食用。

素炒凤尾菇

【材料】

凤尾菇 500 克，生姜、葱白、麻油各适量。

【操作】

将凤尾菇剪去菇蒂、洗净，入沸水焯过，滤干水分。起油锅，投入姜丝、葱白爆香，放入凤尾菇略炒，调味，用水淀粉勾芡，淋上麻油即可。

【功效】

润燥化痰，清热解暑。适宜于痰温壅盛兼有热燥的高血脂病人食用，也可用于高血压、暑热病者食用。

炒木须番茄

【材料】

番茄300克，植物油30克，葱丝10克，白糖10克，蒜片5克，香油5克，味精1克，鸡蛋2个，盐、水淀粉各适量。

【操作】

1. 将鸡蛋打入碗内，加适量清水、少许盐搅拌均匀备用。

2. 将炒锅置于火上，加油烧热，把鸡蛋倒入锅内。用手勺慢慢推动，以文火炒至蛋液快成型时，从周围再加油翻炒成鸡蛋穗备用。

3. 将番茄洗净，用开水烫一下，去皮、蒂，切成0.5厘米片备用。

4. 将锅内加油，下入葱丝、蒜片炝锅，加盐、白糖、味精、番茄煸炒几下，加入鸡蛋穗，再颠炒均匀，勾芡，放入香油，出锅即可装盘食用。

【功效】

阻止胆固醇和脂肪在血管壁上沉积。适用于各种类型的高脂血症患者食用。

香干炒青蒜

【材料】

青大蒜 500 克，香干 100 克，素油、黄酒、精盐、味精各适量。

【操作】

青蒜洗净切 3 厘米段；香干洗净切薄片。油锅烧热，倒入青蒜煸炒，略呈翠绿色时，放入香干，加入精盐、味精调味，炒匀即成。

【功效】

行滞健胃，杀虫消痈，降胆固醇。适宜于高血脂，尤其是高胆固醇病人服食。

海米烩发菜干丝

【材料】

海米 30 克，干发菜 15 克，香豆腐干 3 块，蒜 2 瓣，调料适量。

【操作】

将海米加黄酒和水浸发；发菜择洗干净，加水煮沸 2 分钟捞起沥干；香豆腐干入沸水焯后切丝。油锅烧热，投入蒜蓉、葱、姜末爆香，放入海米、黄酒，加水煮沸 5 分钟，加入发菜、香豆腐干丝，用文火焖煮 10 分钟，调入精盐、味精，用水淀粉勾芡即成。

【功效】

化痰软坚，去湿止痒。适用于高血脂、皮肤湿毒症痒等病患者食用。

青豌豆拌土豆泥

【材料】

土豆250克，青豌豆150克，花生油30克，小海米10克，精盐4克，花椒15粒，白糖、味精少许。

【操作】

1. 将豌豆剥出，冲洗一下，沥水，待用。

2. 将土豆洗净，放入锅中，加入适量水置火上煮烂，捞出，去皮，趁热用铲将土豆压成泥状，加精盐拌匀。

3. 将小海米洗净后用少量热水泡发，捞出沥水。

4. 将炒锅置于火上放入花生油（10克）烧热后，加入花椒，炸出香味，把花椒取出，趁热浇在土豆泥上。

5. 将炒锅置于火上，加入剩下的花生油，烧热倒入青豌豆炒几下，加入剩下的精盐，将豌豆炒熟，盛入土豆泥盘中，加入发好的小海米、白糖、味精拌匀即成。

【功效】

加速胆固醇在肠道内的代谢。适用于高脂血症患者食用。

茄汁白扁豆

【材料】

白扁豆250克，番茄150克，精盐、白糖、植物油适量。

【操作】

将白扁豆于锅内干炒，待热时，入冷水浸没，至豆皮起皱、胀大，捞起沥干。锅内放入植物油，倒入番茄煸炒片刻，再放入扁豆，加盐、糖、清水，小火煮至豆酥汁浓。佐餐适量食用。

【功效】

健脾利湿。适用于高脂血症、肥胖症等的辅助食疗。

核桃仁炒韭菜

【材料】

核桃仁 50 克，韭菜 150 克，调味品适量。

【操作】

韭菜洗净，切段。锅中放油适量，烧热后下姜、葱、椒略炒，下核桃仁，炒至核桃仁变色时下韭菜，调入食盐、味精，炒熟服食。

【功效】

补肾助阳。适用于高血脂患者食用。

凉拌双耳

【材料】

银耳、木耳各 50 克，调料适量。

【操作】

将双耳发开，洗净，置沸水锅中焯一下，捞出沥水，装盘，调入食盐、味精、白糖、胡椒粉、麻油适量，拌匀服食。

【功效】

补气养血。适用于气血亏虚、阴液不足所致的咽干口燥、眼目干涩、大便秘结、小便短黄等症患者食用。

水煮蚕豆

【材料】

蚕豆500克，花椒、砂仁、木香、豆蔻各5克，苍术、半夏各6克，盐适量。

【操作】

将蚕豆以水发胀，6味药物装袋，与蚕豆加水同煮，入盐，待蚕豆烂熟时，拣出药袋，剥皮食豆。佐餐适量食用。

【功效】

健脾燥湿，行气化滞。适用于高脂血症、小儿痰湿中阻、不思饮食、久而体虚、口吐痰涎、大便溏泻、身倦无力等症。

甜辣藕丁

【材料】

嫩藕250克，鲜蘑菇100克，甜面酱50克，干辣椒1个，菜油10克，姜片、精盐、白糖、味精各适量。

【操作】

藕洗净刮去皮，切丁，浸冷水中；蘑菇切丁；辣椒切末。炒锅置火上，加入菜油烧至五成热，入干辣椒爆炒，倒入甜面酱，再加藕丁、蘑菇丁及少许水，调入姜片、精盐、白糖、味精，煮沸，焖2分钟。

【功效】

健脾开胃，补益强身。适用于高脂血症、脾胃虚弱、食欲不振、体倦乏力及心烦口渴等症，并具有抗癌、增强机体免疫力的作用。

藿香炒嫩豆

【材料】

鲜嫩藿香叶 100 克，嫩胡豆 300 克。

【操作】

将胡豆洗净、炒好。鲜藿香叶洗净，切碎，放入胡豆中拌匀即可。

【功效】

化湿和中开胃。适用于高脂血症、脾胃不健、食后腹胀、肥胖症等症的辅助食疗。

炒芹菜

【材料】

水芹 250 克，青辣椒 2 个，生姜 3 片，调味品适量。

【操作】

芹菜洗净，切片。辣椒切丝，生姜切丝。锅中放菜油适量烧至七成热时，下生姜、葱花等爆香，下芹菜、辣椒翻炒，待熟时放入精盐适量，炒匀即成。

【功效】

清热平肝，降脂化浊。适用于高血脂患者食用。

黑木耳炒大白菜

【材料】

水发黑木耳 100 克，大白菜 250 克，精盐、味精、酱油、花椒粉、葱花、湿淀粉、素油各适量。

【操作】

将水发黑木耳去杂后洗净。将大白菜去老叶，切去菜叶留帮，切成小片。炒锅内放素油烧热，下花椒粉、葱花炝锅，随即下白菜片煸炒，炒至白菜片油润明亮时放入黑木耳，加入酱油、精盐、味精继续煸炒至熟，用湿淀粉勾芡，出锅装盘。

【功效】

健肤养颜。适用于高血脂症、肥胖症、高血压病、冠心病等症的辅助食疗。

干贝烩香菇

【材料】

干贝 20 克，香菇 100 克，鸡汤 200 毫升，素油、白糖、酱油、精盐、葱段、黄酒、水淀粉各适量。

【操作】

香菇用温水涨发去蒂洗净；干贝去筋洗净放入碗内，加清水、黄酒、葱、姜，上笼蒸半小时，取出干贝放入凉水中揉洗 2 ~ 3 遍，捞起用手捏散，汁留用。油锅烧热，放入香菇、干贝煸炒 1 分钟，倒入蒸汁、鸡汤，烧沸后加入精盐、酱油、葱段烩烧 3 分钟，用水淀粉勾薄芡，淋上香油即可。

【功效】

补肝肾，降血脂。适用于高血脂或高血压病人食用。

炒双菇

【材料】

水发香菇、鲜蘑菇各100克，精盐、黄酒、味精、酱油、白糖、麻油、姜末、素油、湿淀粉、鲜汤各适量。

【操作】

将水发香菇、鲜蘑菇去杂后洗净，切成薄片。炒锅内加素油烧热后，放入姜末煸香，推入香菇、蘑菇片煸炒，加入黄酒、酱油、白糖继续煸炒入味，然后加鲜汤烧沸，放入味精，用湿淀粉勾芡，淋入麻油推匀，装盘即可。

【功效】

滋补强壮，益气滋阴，嫩肤抗衰。适用于高脂血症、高血压病、动脉硬化、肥胖症、食欲不振等症的辅助食疗。

炒魔芋

【材料】

魔芋100克，调料适量。

【操作】

将魔芋和调料一起放入油锅煸炒至熟即可。

【功效】

化痰散结、清热通便。适用于高血脂病人食用，也可用于肥胖症者。

凉拌粉皮

【材料】

粉皮 200 克，黄瓜 50 克，酱油 15 毫升，麻油、蒜泥各 4 克，芝麻酱适量。

【操作】

将粉皮放在开水内浸泡后捞出，凉凉后切细丝。黄瓜洗净，切成细丝，与粉皮丝同放盘中，加入酱油、蒜泥及用冷开水调好的芝麻酱，浇上麻油即可。

【功效】

健脾生血，活血化瘀，补肾坚骨，活络通经。适用于高脂血症、肥胖症、高血压病、动脉硬化、肾炎、脑血管病、出血等症的辅助食疗。

凉拌卷心菜

【材料】

卷心菜 250 克，素油、葱花、姜丝、辣椒油、精盐、味精、白糖、醋各适量。

【操作】

将卷心菜洗净，切成细丝。炒锅置火上，放入素油烧至七成热，放入葱花炝锅，再投入姜丝，加入辣椒油、精盐、味精、白糖、醋调和成汁，浇在卷心菜上，拌匀即成。

【功效】

健胃通络，补肾壮骨，减肥美容。适用于高脂血症、消化性溃疡、动脉硬化、胆石症、便秘、肥胖症等症的辅助食疗。

茄汁玉米笋

【材料】

罐头玉米笋 250 克，素油 10 毫升，番茄酱 50 克，白糖 5 克，味精、精盐各 2 克，湿淀粉 10 克，麻油、鸡汤各适量。

【操作】

将玉米笋改刀，大的改切成 2 块。炒锅置火上，放油烧热后下番茄酱先炒，加少量鸡汤炒散，加入玉米笋、味精、白糖、精盐、鸡汤，加湿淀粉勾芡，淋上麻油即成。

【功效】

祛脂减肥。适用于高脂血症、肥胖症的辅助食疗。

糖醋黄瓜卷

【材料】

黄瓜 200 克，白糖 10 克，麻油 2 毫升，醋 10 毫升。

【操作】

将黄瓜洗净切成小段，去中间的瓤及籽。将白糖和醋调好，把黄瓜卷放入浸约 30 分钟，淋上麻油即可。

【功效】

清热解毒，减肥轻身。适用于高脂血症、高血压病、肥胖症、冠心病、脑血管病、手术后恢复期病人及小便不利等症的辅助食疗。

红烩花菜

【材料】

花菜 500 克，胡萝卜 150 克，植物油适量，蒜 25 克，醋 10 毫升，精盐 5 克，番茄酱 125 克，胡椒粒 10 粒，洋葱 75 克，糖 50 克。

【操作】

1. 将花菜掰成小朵，用盐水浸泡 5～10 分钟（杀死幼虫），然后洗净，用沸水煮 5 分钟左右，捞出并控去水分。

2. 将胡萝卜、芹菜、洋葱洗净，分别切成片、段、丝。

3. 先用热油炒洋葱丝，炒到微黄时放入胡椒粒、干辣椒、胡萝卜片、番茄酱，再继续炒到油呈红色时，放入鸡汤或水调匀，再放入煮过的花菜和芹菜段，沸后放入盐、糖、醋、蒜调好口味，移小火上再微沸 10 分钟，倒入瓷碗内，凉后即可食用。

【功效】

花菜除了有降低胆固醇的功效外，还含有多种吲哚衍生物，能增强人体对苯并芘等致癌物的抵抗力，因而具有抗癌作用。美国防癌协会要求人们在膳食中必须增加花菜的菜谱，特别是癌症病人应多吃花菜，可作为治癌的辅助治疗。

酸菜炖马铃薯条

【材料】

酸菜半棵（约 400 克），马铃薯 250 克，猪肉 100 克，酱油 10 毫升，精盐 4 克，花椒面 0.6 克，茴香适量，葱 12 克，姜 8 克，植物油 35 毫升，味精 15 克，鸡精 3 克，鲜汤 400 毫升。

【操作】

1. 将酸菜先顺菜帮切成薄片，再横过来切细丝；马铃薯去皮，切成1厘米粗细的长条；猪肉切成薄片；葱、姜切细丝。

2. 用温水将酸菜洗净，并挤去水分；用清水冲洗马铃薯条表面。

3. 锅刷净，放底油，锅热时先放入猪肉片煸炒变色，接着放葱、姜丝炸锅，然后放酸菜丝煸炒3分钟左右，见酸菜丝水分快干，表面有一层油时添汤，加酱油、精盐、花椒面、茴香、薯条，翻动均匀后盖锅，用中火烧开后，以小火煮10分钟，翻动几下，直至将汤汁炖干，放味精、鸡精，出锅即成。

【功效】

酸菜就是腌制过的荠菜。荠菜在我国蔬食中占有重要地位，自古就有“菜重姜芥”之说，经常吃些姜芥等辛温蔬菜，能祛风散寒，避免产生时令疾病。荠菜中含蛋白质，水解后能产生多种氨基酸，有降血脂、降血压的功效。

蚝油扒冬瓜

【材料】

冬瓜500克，蚝油2汤匙，绍酒、白糖、鸡精、盐、湿淀粉、植物油、葱末、姜末各适量。

【操作】

1. 将冬瓜削去外皮，去瓤、籽，洗净，切成0.5厘米厚的大片，瓤面向上，逐片整齐排列在平盘内。

2. 炒锅上火，放油烧热，放入葱末、姜末煸出香味，再勾入鲜汤（用鸡精加水代替，以刚能淹没冬瓜为宜）、蚝油、绍酒、白糖、盐，将冬瓜整齐地推入锅中，用旺火烧至入味，用湿淀粉勾芡，出锅装盘即可。

【功效】

中医学认为：冬瓜，味甘、性微寒，能利尿、消肿、祛湿、泻热。有人说，冬瓜是寒性的瓜类，不宜多食，其实指的是体质本来就很虚弱而胃肠易滞寒的人比较不适宜。一般正常人或口干舌燥、便秘等有热症的人常吃冬瓜会收到很好的功效。此外，冬瓜中的维生素C含量很高，而且它又是高钾低钠的蔬菜，对患有肾脏病或高血压的病人很有帮助。长期便秘或伴高血压的高脂血症病人可常食用冬瓜。

高血脂食疗荤菜谱

人参黄瓜炒鸡丁

【材料】

人参15克，黄瓜50克，鸡脯肉200克，冬笋25克，调料适量。

【操作】

人参浸软，切片。黄瓜切片，鸡肉切丁，冬笋切丝。将鸡丁加食盐、味精、蛋清及淀粉适量拌匀，置热油锅中划散后，下入人参、黄瓜、笋、姜、葱等，煸炒至熟，用食盐、味精调味，下入香菜梗，翻炒二三下即可。

【功效】

健脾益气，养阴清热。适用于脾胃气虚、阴液不足所致的肢软乏力、纳差食少、口燥咽干、手足心热等。

金针菇炒黄鳝

【材料】

鲜金针菇100克，黄鳝肉（去骨）350克，猪油、酱油、姜、蒜、盐、味精等各适量。

【操作】

黄鳝切丝，金针菇切段。先将豆粉加水调和放入锅中烧开，投入黄鳝丝，加酱油、盐翻炒至黄鳝半熟后再加入金针菇、姜等，翻炒至黄鳝全熟起锅。锅洗净后用猪油熬蒜末，趁热浇在黄鳝盘中即可。

【功效】

益气血，补虚损，强筋骨，降脂，降糖。适用于高脂血症、糖尿病、病后体弱、气血不足、筋骨疼痛、食欲不振等症患者食用。

核桃仁鲜虾炒韭菜

【材料】

韭菜250克，鲜虾150克，芝麻油150克，核桃仁50克，食盐3克，黄酒、葱、姜各适量。

【操作】

1. 韭菜择洗干净，切成3厘米左右长的小段；虾剥去壳洗净；葱、姜洗净分别切成段、片。

2. 将锅置于火上，放入芝麻油，把葱入锅煸香，再放入桃核仁、虾仁、黄酒并连续翻炒，至虾熟，加入韭菜，再翻炒片刻，加盐调味后即成。

【功效】

健脑，补肾，助阳。适用于高脂血症患者食用。

三七炖鸡

【材料】

三七 10 克，母鸡 1 只，调料适量。

【操作】

三七切片。母鸡去毛杂，洗净。将三七纳于鸡腹中，再将鸡置锅内，加清水适量，文火炖沸后，加葱、姜、椒、盐适量炖至鸡肉烂熟后，加味精调味即成。

【功效】

益气活血，化瘀降浊。适用于高血压、冠心病、高脂血症患者食用。

胡椒猪肚

【材料】

白胡椒 9 克，猪肚 1 具，盐适量。

【操作】

将猪肚用醋碱液搓拌 2 分钟，用清水洗净，白胡椒捣碎放入猪肚内，缝住肚口，放入锅内，加水烧开，以微火煮至肚烂，再加精盐适量烧开，泡 1 小时，取肚切碎即可。

【功效】

温中散寒，固涩升提，降脂。适用于胃寒痛、胃下垂、遗尿、高脂血症伴功能性消化不良等症患者食用。

虫草金龟

【材料】

虫草5克，金龟1只，火腿肉25克，鸡汤250毫升，猪瘦肉100克，调味品适量。

【操作】

金龟去头颈、甲壳、爪，洗净，剁为2~4块，放入沸水锅中汆一下取出，洗净。猪瘦肉洗净，切片，入沸水中汆透。火腿切片。

锅中放入猪油烧热，下葱、姜略炒后下龟肉翻炒片刻，烹入黄酒，加开水，煮沸3~5分钟后取出。将龟肉放在盆底，虫草、火腿、猪瘦肉分放在龟肉四周，加鸡汤、葱、姜、椒、盐、料酒、味精，盖严封口，上笼武火蒸熟即成。

【功效】

养阴补血。适用于肝肾阴虚所致的慢性肝炎、肝硬化、白细胞减少症等。

洋葱爆羊肉

【材料】

洋葱150克，羊肉500克，调味品。

【操作】

洋葱切小块，羊肉切成近方形之大块，按常法放锅内炖煮，熟烂时为止。

【功效】

降脂，温中和胃。适用于高脂血症、冠心病、胃寒等症患者食用。

灵芝炖甲鱼

【材料】

灵芝30克，甲鱼1只（约500克），鲍鱼150克，丹参15克，牡蛎30克，大枣10枚，调料少许。

【操作】

甲鱼去肠杂、甲壳，洗净，切块，加姜片下油锅爆炒后备用。甲鱼甲壳打碎，同丹参、牡蛎加水3碗，煎至1碗，去渣取汁备用。大枣去核。鲍鱼发开，洗净，切块。

将药汁、甲鱼、灵芝、大枣、鲍鱼同放炖盅内，隔水炖约2小时，调入食盐、味精、猪油适量服食。

【功效】

益气活血，软坚散结，化瘀降脂。适用于慢性肝炎、肝硬化患者食用。

三鲜冬瓜

【材料】

冬瓜500克，鸡汁250克，熟火腿30克，冬笋25克，蘑菇25克，葱花、精盐、味精、胡椒粉、水淀粉、香油、猪油各适量。

【操作】

1. 将冬瓜切成方块，入沸水焯至刚熟捞起；熟火腿、冬笋、蘑菇分别切薄片。

3. 炒锅中放入猪油烧至三成热，放入冬瓜、火腿、冬笋、蘑菇煸炒片刻，加入鸡汁、精盐、胡椒粉、味精烧至入味，用水淀粉勾芡，撒入葱花，淋上香油即可。

【功效】

消脂解腻，减肥强肌。适用于高脂血症，营养性肥胖患者食用。

陈皮鸭

【材料】

陈皮 10 克，青鸭 1 只，调味品适量。

【操作】

陈皮洗净，切丝。将鸭去毛杂，洗净，放入锅中，加清水适量，稍煮烂取出，候凉，拆去鸭骨。将拆骨鸭胸脯朝上，放在搪瓷盆内，将炖鸭的原汤加适量奶粉、鸡汤煮沸，加入料酒、酱油、胡椒粉，搅匀倒入搪瓷盆内，再将陈皮放在拆骨鸭上面，上笼蒸 30 分钟即成。

【功效】

开胃健脾，利温降脂。适用于脾胃亏虚所致的纳差食少、面浮肢肿等患者食用。

大蒜腐竹焖鱼

【材料】

水鱼（或甲鱼）500 克，大蒜 90 克，腐竹 60 克，姜片、葱花各少许。

【操作】

1. 将水鱼活杀，去肠杂切块，用沸水焯去血腥，捞起沥水。

2. 大蒜去根叶，洗净切段。

3. 腐竹用清水浸软，切段。起油锅，投入姜、葱爆香，放入水鱼、大蒜煸炒至微黄，烹入料酒，倒入上汤，烧沸后倒入瓦煲内，焖烧至水鱼肉熟透，用水淀粉勾芡，撒入葱花即可。

【功效】

滋养肝肾，健胃化滞。适用于肝肾阴虚型高血脂以及高血压病、早期肝硬化、脂肪肝等症患者食用。

糖醋黄花鱼

【材料】

大黄花鱼 1 条（约 750 克），植物油、葱、姜、蒜、五香粉、红糖、香醋、麻油、精盐、味精、湿淀粉各适量。

【操作】

黄花鱼洗净，去除内脏、鳃等，在其背腹（双侧）刻斜"#"字形，用少许精盐涂匀鱼身内外，拍上适量干面粉，备用。锅内放适量植物油，烧至五成热时，放入黄花鱼，中火将黄花鱼炸至身硬捞起，待油沸时，将鱼再炸一下，捞出放盘中。锅内留少许油，放入葱花、姜末、蒜蓉、五香粉、红糖、香醋、麻油、湿淀粉适量，并加入精盐、味精，小火打芡汁，淋入鱼身即可。

【功效】

补气养血，通脉降脂。适用于各种类型的高脂血症。

苡仁冬瓜鸡

【材料】

苡仁 30 克，冬瓜 500 克，鸡肉 300 克，香菇、粉条及调料各适量。

【操作】

冬瓜去皮，洗净，切块。鸡肉洗净，切块。香菇发开。将苡仁、冬瓜、鸡肉、香菇同入汤锅中，加清水适量，加葱、姜、椒、蒜、料酒等，文火炖至烂熟后，下粉条，煮熟，加食盐、味精调味服食，可淋麻油少许。

【功效】

健脾利湿，降脂化浊。适用于脾胃亏虚所致的水肿尿少、大便溏泻等症患者食用。

红烧带鱼

【材料】

净带鱼段（不去“鱼鳞”）250克，植物油、料酒、葱、姜、精盐、味精、五香粉各适量。

【操作】

带鱼段用清水冲洗后，再切成5厘米长的小段，备用。锅内放入植物油烧至六成热时，下带鱼小段，用小火煎至两面呈金黄色（勿煎焦），调入料酒，加葱花、姜末，加清水适量，煨煮15分钟，再加入红糖、酱油，待炖至鱼熟加精盐、味精、五香粉，调味后装盘即成。

【功效】

补心通脉，散瘀降脂。适用于各种类型的高脂血症患者食用。

冬笋爆鸡片

【材料】

山鸡脯肉50克，冬笋25克，黄瓜25克，蛋清1只，调味品适量。

【操作】

1. 将鸡肉洗净，切为4厘米长、1厘米宽的片；冬笋洗净，切片；葱、姜切丝：黄瓜切片；将鸡肉用盐、味精略腌，再放蛋清、生粉勾芡。

2. 锅内放入植物油烧至五成热时，放入鸡片，用炒勺划散、捞出，沥去油；用鸡汤、精盐、味精、黄酒兑成汁水；锅内放入猪油烧至六成热时，放入葱、姜、笋片煸炒，再下黄瓜片、鸡片烹上兑成的汁水，颠翻几下，浇上麻油即成。

【功效】

此菜有补肾益精，降低血压，降低血脂之功。适合于各种类型高脂血症患者食用。

芝麻青鱼

【材料】

面粉 50 克，酱油 30 克，黑芝麻 10 克，白芝麻 10 克，料酒 10 克，姜末 5 克，青鱼肉段 4 块，植物油适量。

【操作】

1. 将鱼段洗净，沥去水分，用姜末、料酒、酱油浸泡 10～15 分钟，裹上面粉，一面撒上黑芝麻，另一面撒上白芝麻，用手压实以免脱落。

2. 油锅烧热，将鱼段滑入锅内，炸至金黄色，沥油盛盘。进食时，可加些蔬菜。

【功效】

开胃健脾，顺气和中，有利降脂。适用于高血脂患者食用。

葱爆牛肉

【材料】

牛肉 200 克，葱 250 克，酱油、太白粉、香麻油、盐各适量。

【操作】

牛肉洗净，切丝，加一匙麻油拌匀，再加少许酱油及太白粉再拌匀，腌置十分钟备用。葱除去葱根及葱青尾部的枯黄部分，用水洗净，切成 3 公分长。炒锅用大火烧热后，加一匙沙拉油，锅热后，将牛肉丝放入炒锅内，以快火炒至八分熟，取出。锅中再加一匙沙拉油，待加入葱，用大火炒几下，再把八成熟的牛肉丝放入锅中，与前项快炒，再加少许盐，略炒后，即可食用。

【功效】

健胃、补气、消渴，解热、驱风寒、降脂。适用于风寒感冒、时疾头痛、高脂血症等症患者食用。

三七百合煨兔肉

【材料】

三七 5 克，百合 30 克，兔肉 250 克，料酒、葱花、姜末、精盐、味精、五香粉各适量。

【操作】

三七洗净，切片，晒干或烘干，研成极细末，备用。百合拣洗干净，放入清水中浸泡一下，待用。再将兔肉洗净，切成小块，放入水中，大火煮沸，撇去浮沫，加入百合瓣、料酒、葱花、姜末，改用小火煨煮至兔肉、百合熟烂酥软，趁热加放三七粉、精盐、味精，五香粉适量，调匀即成。

【功效】

清热除烦，化痰降浊，活血降脂。主治各种类型的高脂血症，对高脂血症伴高血压病患者尤为适宜。

姜丝肉蟹

【材料】

螃蟹 500 克，植物油 150 克，姜丝 20 克，料酒 15 克，干淀粉 10 克，葱丝 5 克，精盐 3 克，味精 3 克，红辣椒 2 克，麻油 2 克，胡椒粉 1 克，湿淀粉适量。

【操作】

1. 螃蟹洗净，留壳切块，用干淀粉拌匀，用武火将锅加热，放螃蟹块炸至七成熟捞出，沥油。

2. 锅内留油少许，将葱丝、姜丝、红辣椒放入煸炒，倒入炸好的蟹块炒熟，用湿淀粉勾芡，拌匀摆盘即可。

【功效】

滋胃润肺，益气养血。适用于各种类型的高脂血症。

荷叶粉蒸鸡

【材料】

鲜荷叶 1 张，光嫩鸡 1 只（约 1250 克），炒米粉 150 克，猪肥膘 150 克，酱油 20 克，食盐 1.5 克，白糖 20 克，味精 1.5 克，绍酒 25 克，汤 100 克。

【操作】

将鸡冲洗干净后，剔去骨，剁去爪、翅不用，再把肉劈成约 2 寸长、1 寸宽、1 分厚的大片，加调料、汤拌匀，再加炒米粉拌和均匀，干湿适度，米粉黏实。另将肥膘肉劈成 1 寸见方、1 分厚的片备用。荷叶洗净揩干，平摆在案桌上，每一鸡片夹一片肥膘折转来，口向下，分成四行整齐地排列在荷叶的中央，包好后盛入盘内，上笼旺火蒸约 40

分钟，取出后放在圆盘内，打开荷叶装盘，将荷叶修齐即成。

【功效】

滋养清暑，升运脾阳，降脂。适用于体虚脾弱而为暑湿所伤，致食欲不振，甚或泄泻。亦用于高脂血症。

枸杞烧鲫鱼

【材料】

枸杞 15 克，活鲫鱼 2 条（约 500 克），香菜及调料适量。

【操作】

1. 将鲫鱼去鳞杂、洗净，在鱼身上斜切成十字花样。

2. 枸杞择洗干净。

3. 锅中放入植物油适量滑锅后，下葱、姜略炒，而后加清水、精盐、黄酒、米醋等煮沸，而后下鱼及枸杞，煮沸后，文火慢炖至鱼熟，下香菜、味精调味即成。

【功效】

健脾利湿。适用于高血脂患者食用。

菊花炒鸡片

【材料】

嫩鸡肉 250 克，菊花瓣 50 克，鸡蛋 3 只，盐、味精、白糖、胡椒面、料酒、豆油、麻油、姜、葱、玉米粉、湿淀粉各适量。

【操作】

鸡肉洗净，切薄片。菊花冷水轻洗。葱切指甲片大。鸡蛋去黄留清。鸡片用鸡蛋清、盐、料酒、胡椒面、玉米粉调匀拌好，将盐、白糖、味精、胡椒面、麻油兑成汁。锅烧热，倒入豆油，待油五成热时，放入鸡片滑散滑透，捞出沥油。再将锅烧热，放进30克热油，下入葱、姜煸炒，倒入鸡片，烹入料酒炝锅，把兑好的汁搅匀倒入锅内翻炒几下，投入葱花，翻炒匀即可。注意菊花下锅不宜过早，动作要快。

【功效】

镇静祛风，补肝明目，降脂。适用于高血压、动脉硬化、高脂血症等病患者食用。

灵芝煲乌龟

【材料】

灵芝30克，乌龟1只（500克），冬菇30克，红枣10枚，调料少许。

【操作】

1. 将冬菇泡软，大枣去核。

2. 乌龟去甲壳、肠杂，洗净切块，与诸药同放锅中，加清水适量，武火炖沸后转文火煨至肉熟汤浓，调入精盐、味精、食用油少许服食。

【功效】

益气养血。适用于高脂血症患者食用。

河虾烧墨鱼

【材料】

墨鱼200克，河虾80克，生姜10克，芥蓝100克，精盐5克，味精2克，白糖、蚝油、麻油、黄酒各1克，湿淀粉适量。

【操作】

墨鱼洗净切卷；河虾去掉虾枪洗净；生姜去皮切小片；芥蓝切成片洗净。炒锅下油，待油温90℃时，放入墨鱼卷、河虾，炸至熟倒出。

锅内留油，放入姜片、芥蓝煸炒片刻，投入墨鱼卷、河虾，倒入黄酒，调入盐、味精、白糖、蛇油，用旺火炒至入味，然后用湿淀粉勾芡，淋入麻油即可。

【功效】

止血，滋阴养血，降脂。适于高脂血症、肥胖症患者食用。

山楂炒肉干

【材料】

山楂100克，猪瘦肉500克，植物油250克（实耗25克），酱油、葱段、姜片、黄酒、花椒面、精盐、白糖、麻油各适量。

【操作】

山楂拍破，一半放锅，加2000毫升水，烧沸后放入猪肉同煮至肉六成熟，捞出切约3厘米长粗条，加酱油、葱、姜、酒、花椒面拌匀，腌1小时后沥水。锅油烧至八成热，猪肉条炸微黄沥油。留油锅，入另一半山楂略炸后，再入肉条反复翻炒，淋麻油，加盐、白糖拌匀，用小火收干汤汁，调入味精。

【功效】

降低血脂。适用于高脂血症、高血压病等症。

翠皮爆鳝丝

【材料】

西瓜皮250克，鳝鱼1000克，芹菜500克，泡辣椒50克，调味品适量。

【操作】

西瓜皮洗净，榨汁，取一半与鸡汤混匀。泡辣椒切丝。鳝鱼去鳞杂。用另一半西瓜汁及蛋清、淀粉、食盐、酱油、味精、白糖、胡椒粉等调糊，加鳝鱼丝调匀。

锅中放入植物油适量烧至六成热时，下鳝鱼丝滑透，倒入漏勺。锅内留底油，下入芹菜、泡辣椒、姜、葱、蒜等翻炒，下入鳝鱼丝及鸡汤芡汁炒匀，再下醋、香油适量炒匀即成。

【功效】

补虚健胃，清暑疗痹。适用于体弱消瘦乏力、腰腿酸软、风湿肢体疼痛及暑热烦渴、尿赤尿病、小便淋痛等症患者食用。

仙人掌炒牛肉

【材料】

仙人掌 30 克，牛肉 100 克，调料适量。

【操作】

仙人掌去刺，洗净，切碎。牛肉洗净，切片。锅中放入植物油适量烧热后，放入牛肉爆炒，放入仙人掌、葱、姜、食盐及清水适量，炒熟后服食。

【功效】

清热解毒。适于热毒所致的疮疖、乳痈、肺痈等。

番茄炒牛肉

【材料】

牛肉 60 克，番茄 250 克，姜丝少许，调料适量。

【操作】

牛肉洗净切片，用调味料腌制；番茄洗净切片。起油锅，投入姜丝爆香，放入牛肉片炒至七成熟取出；另起油锅，放入番茄煸炒片刻，加盐、糖调味，倒入牛肉烩炒至熟即可。

【功效】

清热生津，补益脾胃。适于高血脂病人食用，也可用于高血压、动脉粥样硬化者。

黄精鱼丁

【材料】

黄精 20 克，青鱼 100 克，调料适量。

【操作】

1. 将黄精水煎取汁备用；青鱼洗净，去刺，切成小丁加酱油、米醋、淀粉勾芡。

2. 锅中放入植物油烧热后用葱、姜爆香，而后下鱼丁爆炒，再下黄精汁，炖煮至鱼丁熟后下入精盐、味精调味服食，每日 1 剂。

【功效】

养阴清热，祛腻降脂。适用于高血脂患者食用。

竹笋炒肉

【材料】

鲜竹笋 100 克，猪瘦肉 150 克，调味品适量。

【操作】

竹笋洗净，切丝。猪瘦肉洗净，切丝，勾芡。锅中放入植物油适量烧热后，下猪肉丝翻炒片刻，再下竹笋及调味品等，炒熟即成。

【功效】

清热化痰，开胃消食。适用于痰热内盛、肺热咳嗽、胃热嘈杂、口干便秘、纳差食少及麻疹透发不畅等症患者食用。

茯苓泽泻鸡

【材料】

茯苓、泽泻各 50 克，母鸡 1 只，生姜、食盐适量。

【操作】

母鸡去毛杂，洗净，放入沸水锅中汆片刻。将茯苓、泽泻纳于鸡腹中，将鸡置锅内，加清水、生姜、食盐适量，炖至鸡熟后，去药渣，调入适量味精服食。

【功效】

健脾利湿。适用于脾虚温盛所致的头目眩晕、头痛头重、胸闷心悸、食欲不振、呕恶痰涎、肢体沉重，或形体丰肥、闭经，舌苔白腻，脉滑等症患者食用。

鲜荷包里脊

【材料】

猪里脊肉、豆腐各 200 克，鲜荷叶 3 张，菜油 100 克，鸡蛋清 1 个，黄酒、麻油、豆粉、胡椒粉、味精、精盐、姜末、葱末各适量。

【操作】

里脊肉切 6 厘米长、2 厘米宽、0.5 厘米厚的片；豆腐切同样长、宽和 1 厘米厚的片，荷叶用开水烫软，冷水漂凉，切 11 厘米见方的片。肉片和豆腐分别用酒、葱、姜、胡椒粉、味精、盐腌 10 分钟；蛋清入豆粉调匀入肉片拌上浆。豆腐片上放一片肉片，用荷叶包好，入油锅煎至肉熟。食时打开荷包淋麻油即可食用。

【功效】

益气和胃，生津润燥。适用于高脂血症、脾胃虚弱、津亏火旺、干咳、便秘等症。

三七木耳肉

【材料】

三七 10 克，木耳、猪肉、调料各适量。

【操作】

三七研为细末。木耳用水发开，洗净备用。猪肉洗净，切片。锅中加清水适量，煮沸后调入葱、姜、椒、盐各适量，煮沸，加入猪肉、木耳等，煮至猪肉烂熟后，调入三七粉，煮沸，加味精调味服食。

【功效】

养血化瘀，祛腻降脂。适用于高血脂患者食用。

玉米须炖金龟

【材料】

玉米须 50 克（鲜者加倍），金龟 1 只，调料适量。

【操作】

1. 将乌龟放入热水中，排出尿水，再放入沸水中烫死，去头、爪、甲、脏；玉米须布包。

2. 二者同放入砂锅中加清水适量，炖沸后用精盐、葱、姜、椒、黄酒、猪油等调味，煮至龟肉熟后去包，用味精调味服食。

【功效】

养阴补血。适用于高血脂患者食用。

墨鱼炒枸杞芹菜

【材料】

鲜墨鱼片条、芹菜段各 150 克，大蒜片 30 克，枸杞子 15 克，料酒、葱花、姜丝、盐、味精、素油各适量。

【操作】

1. 将素油入锅烧至六成热时，入大蒜片、葱花、姜丝煸香，随即加入墨鱼片条煸炒至半熟。

2. 加入芹菜、枸杞子翻炒至熟。

3. 加盐、味精调味即成。

【功效】

清热滋阴，理气祛湿，去脂降压。适用于肝肾阴虚型高血脂患者食用。

菊花鱼片

【材料】

菊花 30 克，鲜鱼肉 150 克，调味品适量。

【操作】

鱼肉洗净切片，菊花择净。锅中放入植物油适量烧至七成热后，下鱼片滑散，炒至将熟时下菊花及调味品，炒熟即成。每日 1 剂。

【功效】

清热养阴，明目益精。适用于阴虚内热所致的高血压、冠心病、头目眩晕、肢体麻木等症患者食用。

枸菊鸡片

【材料】

枸杞子10克，菊花30克，鸡肉150克，调料适量。

【操作】

枸杞子、菊花洗净。鸡肉洗净，切片。锅中放入植物油适量烧热后，下鸡片滑散，调入调味品等，炒至熟时，下枸杞子、菊花，再炒片刻即成。

【功效】

滋补肝肾，生精养血。适用于肝肾阴亏所致的高血压、高脂血症、动脉硬化等患者食用。

苦瓜炒牛肉

【材料】

苦瓜250克，牛肉200克，生姜3片，调味品及枸杞苗适量。

【操作】

苦瓜剖开，去籽，洗净，切块，放盐略渍片刻。牛肉切片，与淀粉拌匀。生姜切细。枸杞苗洗净，切碎。

锅中放入植物油适量滑锅后，放入姜末略炒，下牛肉片翻炒，加清水适量煮沸。待牛肉片煮软后，下苦瓜片煮熟，调味，撒上枸杞苗碎叶即成。

【功效】

清热利湿。适用于脾胃湿热所致的口舌黏腻、小便短黄、大便不爽、肢体沉重、胃纳不香等症患者食用。

扁豆山药烧鲫鱼

【材料】

鲜扁豆、鲜山药各 50 克，猪肉 150 克，鲫鱼 2 条，调料适量。

【操作】

将扁豆、山药、猪肉洗净，剁烂，加葱、姜、椒、盐、味精、料酒、淀粉适量拌匀备用。鲫鱼去鳞杂，洗净，将扁豆山药肉泥置于鱼腹中，再将鱼放入热油锅中红烧后服食。

【功效】

清热利湿。适用于暑湿感冒及夏季暑湿伤气所致的肢体软弱无力、食欲不振等症患者食用。

枣菇蒸鸡

【材料】

净鸡肉 150 克，红枣、水发香菇各 20 克，湿淀粉 6 克，酱油、盐、味精、黄酒、白糖、葱丝、姜、麻油、鸡清汤各适量。

【操作】

将鸡肉洗净，切成约 3 厘米长、6 厘米厚的条。将鸡肉条、香菇、红枣放入碗内，加入酱油、盐、白糖、味精、葱丝、姜、黄酒、鸡清汤和湿淀粉，拌匀，上蒸笼蒸（或隔水蒸）13 分钟，蒸熟后取出，用筷子拨开，摊入平盘，淋上麻油。

【功效】

补脾胃，补肝肾，养血补血。适用于高脂血症、贫血、消化不良、疲乏无力等症。

韭菜炒蚕蛹

【材料】

韭菜 250 克，蚕蛹 50 克，素油、姜丝、味精、黄酒、精盐各适量。

【操作】

将蚕蛹洗净；韭菜洗净切成小段。炒锅置火上，放入素油烧热，下姜丝煸香，放入蚕蛹煸炒，烹入黄酒，至蚕蛹熟而入味，出锅备用。锅内放素油烧热，放入韭菜煸炒，加精盐、少量清水，炒至入味，再加入蚕蛹炒匀，加味精调味后，装盘即可。

【功效】

补气养血，温肾壮阳，宣肺润肠。适用于高脂血症、肥胖症、高血压病、阳痿造精、慢性便秘、腰膝酸软、肾虚寒性哮喘等症。

山药藕鱼

【材料】

山药 50 克，鲜藕 150 克，草鱼肉 200 克，调料适量。

【操作】

山药、鲜藕去皮，洗净，切成黄豆粒大小的块备用。草鱼洗净，切块。将草鱼块置热油锅中煎至两面金黄后，下山药、藕及葱、姜、椒、料酒、酱油、米醋，加清水适量，文火焖熟后，下淀粉、食盐、味精等，翻炒片刻即成。

【功效】

健脾益气，开胃醒脾。适用于脾胃亏虚所致的纳差食少及脾虚温盛所致的脘腹胀满、食欲不振等症患者食用。

枸杞肉丝

【材料】

枸杞子100克，青笋150克，猪瘦肉250克，调料适量。

【操作】

猪瘦肉洗净，切丝。青笋洗净，切丝。枸杞子择洗干净。锅中放入植物油，烧热后下肉丝、笋丝，滑散，烹入料酒，加白糖、食盐、味精炒匀，再下枸杞子，翻炒数次，淋入芝麻油，炒熟即成。

【功效】

补益肝肾。适用于肝肾亏虚所致的腰膝酸软、头目昏晕、视物模糊、手足心热、尿黄等症患者食用。

肉丝拌黄瓜海蜇

【材料】

瘦猪肉60克，黄瓜150克，海蜇30克，大蒜末、香菜段、酱油、醋、味精、精盐、芝麻油、豆油各适量。

【操作】

将猪肉、黄瓜分别洗净切丝；海蜇泡发后洗净切丝。油锅烧热，放入肉丝煸炒片刻，加入酱油，炒至入味后盛起；黄瓜丝放齐在盘中，上放肉丝、海蜇丝，香菜段、大蒜末各放一边；把各调料放入碗内调好汁，浇在黄瓜丝上，现吃现拌。

【功效】

清热解渴利水。适用于高血脂病人食用，也可用于高血压、肠炎、肿瘤病人。

滑炒黑鱼丝

【材料】

活黑鱼 1 条（约重 1500 克），色拉油、笋丝、盐、味精、料酒、胡椒粉、湿淀粉、鸡蛋清各适量。

【操作】

1. 将黑鱼洗净，切成 4 厘米长的丝。

2. 鱼丝加蛋清、湿淀粉上浆，放进两成热的油锅划熟。

3. 锅留底油，放入葱丝、笋丝煸炒，烹料酒加汤及调料，下鱼丝翻勺，淋油装盘即成。

【功效】

祛湿利尿，去瘀生新，滋补调养。适用于高脂血症患者食用。

桂圆童子鸡

【材料】

桂圆 100 克，童子鸡 1 只，调料适量。

【操作】

将童子鸡去毛杂，洗净，放入沸水锅中氽一下。将桂圆肉择洗干净，放于鸡腹中，调入葱、姜、椒、盐、味精等。将鸡置碗中，上笼蒸约 1 小时，取出葱、姜即成。

【功效】

补气血，安心神。适用于气血亏虚、心神失养所致的心悸、失眠、多梦、头目昏花、各种贫血等症患者食用。

雪菜烧黑鱼

【材料】

黑鱼500克，雪菜100克，姜末5克，生姜1片，蒜蓉、葱花、酱油、盐、胡椒粉、糖、麻油、鸡粉、干淀粉、绍酒、植物油各适量。

【操作】

1. 把黑鱼洗净，用刀在鱼两侧划细纹，用胡椒粉及盐腌半小时，均匀抹上少量干淀粉；雪菜洗净，挤干水切碎。

2. 锅中放适量油烧热，下姜片爆香，用小火把鱼煎至两面金黄，盛出待用。

3. 用锅中剩下的油爆香姜末、蒜蓉，下雪菜炒匀，烹入绍酒，加入酱油、糖、胡椒粉、麻油、大半杯水、鸡粉烧开，放入鱼煮5分钟，下葱花炒匀即可。

【功效】

黑鱼骨刺少，含肉率高，而且营养丰富，比鸡肉、牛肉所含的蛋白质高。据测定，每100克黑鱼肉含蛋白质19.8克、脂肪1.49克、碳水化合物1.2克，并含人体所需的钙、磷、铁、锌等微量元素。中医学认为：黑鱼可“强阳养阴、退风去温，治妇人血枯、月经不调、崩淋二带”。黑鱼鳞、尾有败毒祛风、养肝益肾、通经利湿作用，还有补心养阴、澄清肾水、行水渗湿、解毒去热等功能。其血能“治血分、理脚气、利关节、活脉络”。雪菜是低脂肪、低胆固醇、味道鲜美的蔬菜，故高脂血症病人食用本道菜有益身体健康。

鱼片蒸蛋

【材料】

去壳鸡蛋 200 克，鲜鱼片 200 克，葱 10 克，精盐 10 克，味精 1 克，浅色酱油 15 毫升，胡椒粉 1 克，熟植物油 40 毫升。

【操作】

1. 将鱼片加入精盐 5 克、油 10 毫升拌匀。

2. 鸡蛋搅拌成蛋液，放精盐、味精搅匀，倒入盘中。

3. 蒸锅置火上，放入蛋液，用小火蒸约 7 分钟，再加入鱼片、葱铺放在蛋液表面，续蒸 3 分钟，利用余热焖 2 分钟取出，淋酱油和油，撒上胡椒粉即成。

【功效】

鸡蛋是理想的营养库。营养学家称它为“完全蛋白质的模式”。鸡蛋所含的蛋白质是完全蛋白质，其氨基酸组成与人体组织蛋白质的氨基酸组成接近，含有人体必需的各种氨基酸，利用率高达 99.6%，是天然食物中最理想的蛋白质。有人担心，吃鸡蛋会升高血中胆固醇含量而诱发动脉粥样硬化。近年来的研究证明：常吃鸡蛋不会诱发动脉粥样硬化，这是因为，鸡蛋中虽含较多胆固醇，但也含卵磷脂，而卵磷脂进入血液后会使胆固醇和脂肪颗粒变小并使之保持悬浮状态，从而阻止胆固醇和脂肪在血管壁上沉积，防止动脉粥样硬化的发生。

清炖萝卜牛肉

【材料】

牛肉 500 克，萝卜 500 克，植物油、料酒、盐、葱、姜各适量。

【操作】

1. 将牛肉洗干净，切块；萝卜切块，待用。

2. 将油锅烧热，倒入牛肉煸炒，烹入料酒，炒出香味，盛起待用。

3. 砂锅中加适量热水，放入葱、姜、料酒烧沸，加入牛肉煮20分钟，转用小火炖至牛肉熟烂，加盐调味，放入萝卜炖至入味，即可出锅。

【功效】

牛肉的营养丰富，与猪、羊肉相比，是低脂肪、高蛋白食品。食用牛肉时既无油腻之感，又无发胖之忧。现代医学研究表明：牛肉既是健身的佳肴，又是治病的良药。牛肉，味甘、性平，具有补脾胃、益气血、抗疲劳、强筋骨等功效。现代研究表明：萝卜中含葡萄糖、蔗糖、果糖、双链核糖核酸及多种维生素、微量元素，能有规律地使肠道紧张度增高、肠蠕动增强，缩短食物在肠道的存留时间，利于食物代谢后的废物及时排出。萝卜所含热量较少，纤维素较多，吃后易产生饱胀感，有助于减肥，还能防止胆结石的发生。萝卜中的双链核糖核酸能诱导人体自身产生干扰素，增加机体免疫力，这对预防癌症的发生有着重要意义。

龙井虾仁

【材料】

活大河虾1000克，龙井新茶11.5克，鸡蛋1个，绍酒1.5克，精盐3克，味精2.5克，干淀粉40克，植物油适量。

【操作】

1. 将虾去壳，挤出虾仁，反复洗3次，把虾仁洗得雪白取出，沥干水分（或用洁净干毛巾吸水），放入碗内，加盐、味精和蛋清，用筷子搅拌至有黏性时，放入干淀粉拌和上浆。

2. 取茶杯，放入茶叶，用沸水50毫升泡开（不要加盖），放1分钟，滤出40毫升茶汁，剩下的茶叶和汁待用。

3. 炒锅置火上，注油烧至四五成热，放入虾仁，并迅速用筷子划散，约15秒钟后取出，倒入漏勺沥油。

4. 炒锅内留油少许，置火上，将虾仁倒入锅内，并迅速倒入茶叶和茶汁，烹入酒，加盐和味精，颠炒几下，即可出锅装盘。

【功效】

本菜是苏东坡受"休对故人思故国，且将新火试新茶，诗酒趁年华"的启发，利用龙井茶"色绿、香郁、味甘、形美"四绝，与鲜活河虾仁相配而成。虾仁具有补肾壮阳的功效，还可用于治疗筋骨疼痛、麻疹透发不快等症，并可通乳，是大病初愈、体质虚弱者的良好营养食品。虾中含有硒，可预防癌症的发生。茶叶有加强毛细血管韧性、促进甲状腺功能、降低血清胆固醇浓度、调整胆固醇与磷脂比值等功效，能够防治动脉硬化，增强心肌收缩，加快心率，改善心肌功能。本道菜适宜高脂血症病人食用。

韭菜炒蚬子

【材料】

活蚬子300克，韭菜250克，葱2根，蒜适量，植物油20毫升，姜适量，酱油10毫升，豆酱20克，料酒20毫升。

【操作】

1. 将蚬子放于水中浸泡，使之吐出泥沙，搓洗干净。

2. 葱、姜、蒜切碎，韭菜切成3~4厘米长的段备用。

3. 油锅烧热，放入葱、姜、蒜煸炒，待出香味后放入蚬子继续翻炒，倒入料酒及韭菜，盖锅盖焖一会儿，待蚬子全部开口后再将豆酱、酱油倒入锅内即可。

【功效】

蚬子是生活在浅海滩中的一种蛤蜊。蚬子一直被视为是对肝脏有益的食品。它含有丰富的维生素 B_{12}。以及可促进脂肪分解的肌醇。肌醇与维生素 B_{12} 的搭配可保护肝脏功能。维生素 B_{12} 可增加血红蛋白含量，对贫血者有益。蚬子所含维生素、铁、无机盐等营养成分比较平衡，可促进胆汁的分泌。蚬子中牛磺酸含量也较高。另外，蚬肉所含蛋白质与人体必需氨基酸的营养价值可与鸡蛋相媲美。

鸡汁茄子

【材料】

茄子 300 克，青辣椒 1 个，红辣椒 1 个，鸡胸脯肉 100 克，豆瓣酱 2 汤匙，酱油半汤匙，绍酒 2 汤匙，植物油适量，糖 1 汤匙，醋半汤匙，葱段、姜片、蒜片、盐、胡椒粉、麻油各适量，湿淀粉 1 汤匙，鸡蛋清 1 个，鸡精 1 茶匙。

【操作】

1. 将茄子去蒂洗净，一剖两半，再切成 4 厘米长的段，每段各切 3 ~4 刀，末端相连。将青辣椒和红辣椒去蒂、去籽洗净，切成小片。

2. 将鸡胸脯肉切成薄片，用绍酒 1 汤匙、油 1 汤匙、湿淀粉半汤匙、鸡蛋清、少量盐和胡椒粉腌 10 分钟。

3. 用绍酒 1 汤匙，糖、鸡精 1 茶匙，水 3 汤匙，酱油、醋和湿淀粉半汤匙勾成调味汁待用。

4. 炒锅烧热，下油适量，依次下入茄子、青辣椒、红辣椒和鸡片，用油滑过，捞出沥干待用。

5. 炒锅再置火上，炒香蒜片后取出蒜片，下油 1 汤匙和豆瓣酱，爆香葱、姜，投入滑过油的鸡片、茄子、辣椒和蒜片，倒入勾好的调味汁，炒匀后淋上少许麻油，出锅即可。

【功效】

紫茄是紫色蔬菜中的一种，具有调节神经和增加肾上腺素分泌的功效。茄子蛋白质和钙的含量分别比番茄高 3. 8 倍和 2. 75 倍。茄子与其他蔬菜所不同的是，它含烟酸较高。烟酸是人体必不可少的14种维生素之一，能增强体细胞之间的动附力，增加微血管的弹性，防止血管脆裂出血，保持血管的正常形态。因而有保护血管、防止出血的作用。可以降低脑血管栓塞的发病率，改善血液循环，对心血管疾病的防治有着良好的作用，对高脂血症、高血压病人很有裨益。

肉丁炒黄瓜

【材料】

猪肉30克，黄瓜120克，食油、酱油、葱、姜、盐、淀粉各适量。

【操作】

猪肉切丁，用酱油、淀粉、料酒调汁浸泡。黄瓜切丁，用少许盐拌一下。油锅烧热后，先煸葱、姜，后将肉丁放入炒几下。将黄瓜沥去汤卤，倒入锅内，与肉丁和黄瓜丁一同煸炒，再将余下的酱油、盐等放入炒合，待熟即成。佐膳菜肴，可常服食。

【功效】

清热利水、降低血脂。适用于高血压、高脂血症，为高脂血症者常用菜肴。

鲤鱼山楂蛋

【材料】

鲤鱼1条，鲜山楂片25克，面粉150克，鸡蛋清60毫升，植物油、料酒、葱段、姜片、精盐、白糖各适量。

【操作】

1. 将鲤鱼去鳞、鳃及内脏，洗净切块，加入料酒、精盐腌渍15分钟。将面粉加入清水和白糖，打入鸡蛋清搅和成糊，备用。

2. 将鲤鱼块下入糊中浸透，取出后粘上干面粉，放入爆过姜片的温油锅中翻炸 3 分钟捞起；山楂片加入少量水，上火煮烂，加入调料及生面粉糊，制成芡汁水，倒入炸好的鱼块里煮 15 分钟，撒上葱段、味精即成。

【功效】

开胃利水。适用于冠心病、高脂血症、面身水肿等症患者食用。

山楂青鱼片

【材料】

山楂 10 克，玉竹 6 克，陈皮 3 克，青鱼 150 克，淀粉、鸡蛋清、精盐、植物油、味精各少许。

【操作】

先将青鱼去除头、鳞、肠杂，清洗后切片，用淀粉、鸡蛋清、精盐、味精浆一下，入油锅爆炒，铲出待用。山楂、陈皮洗净，切片。玉竹置温水中浸泡至软，捞出后与山楂片一起在油锅中煸炒一下，随后加入青鱼片、陈皮及浸过玉竹的汁与调料，同炒至青鱼肉熟软，汁呈粘稠即成。

【功效】

降血脂。

首乌黑豆炖甲鱼

【材料】

首乌 30 克，黑豆 60 克，甲鱼 1 只，红枣 3 枚，姜、精盐各适量。

【操作】

1. 将甲鱼宰杀，去内脏，洗净切块，略炒备用。甲鱼血可生饮或加工食用。

2. 将甲鱼块、黑豆、首乌、红枣（去核）及姜一起隔水炖熟，调味后即可。

【功效】

滋阴益肾，降血脂。有明显的降血清和胆固醇作用。适用于高脂血症、冠心病。此验方常服有效。

高血脂食疗粥菜谱

海带姜黄萝卜粥

【材料】

海带 30 克（用清水浸泡 6 ~ 12 小时，除去白斑，用清水洗净，切成细丝），姜黄 10 克（洗净，晒干，研为细末），萝卜 100 克（洗净，削去外皮，切成条），粟米 100 克（淘洗干净），清水 1000 毫升。

【操作】

将萝卜、粟米共入砂锅内，加入清水，用大火煮沸，加入海带丝，再用小火煮至粟米酥烂，加入姜黄细末、精盐、味精、姜末、葱花拌匀，即成。

【功效】

清热解毒，消食导滞，散瘀降脂。

淡菜粥

【材料】

淡菜 50 克（用温水浸泡半天，煮沸后去心），粳米 100 克（淘洗干净），清水 1000 毫升。

【操作】

将淡菜、粳米共入锅内，加水 200 毫升，煎至 100 毫升，再加水 400 毫升，煮成粥。

【功效】

利水消肿，养肝明目，祛痰止咳，降压降脂。

木耳粟米粥

【材料】

黑木耳 30 克（拣净，用温水泡发，洗净，剁成糜），白木耳 30 克（即银耳，拣净，用温水泡发，洗净，剁成糜），粟米 100 克（淘洗干净），清水 1000 毫升。

【操作】

将粟米放入砂锅内，加入清水，用大火煮沸，倒入黑白木耳糜，改用小火煮 1 小时，至粟米酥烂，即成。

【功效】

滋阴补血，通脉降脂。

南瓜麦麸粟米粥

【材料】

南瓜300克（洗净，去瓤、籽，切成小方块），麦麸50克，粟米100克（淘洗干净），清水1000毫升。

【操作】

将南瓜放入锅内，加入清水，煮至六成熟时，加入粟米，煮沸后，加麦麸，充分拌匀，再煮至粟米熟烂即成。

【功效】

滋阴补肾，健脾止渴，降糖降脂。

桑葚粳米粥

【材料】

桑葚子30克（洗净），粳米50克（淘洗干净），冰糖5克，清水500毫升。

【操作】

将粳米放入锅内，加入清水，大火煮沸后，加入桑葚，用小火煮至粥熟，再加入冰糖，煮1～2分钟，即成。

【功效】

滋阴养血，润肠通便，降压降脂。

五汁粳米粥

【材料】

生地黄汁 30 毫升，益母草汁 30 毫升，生姜汁 2 毫升，藕汁 50 毫升，蜂蜜 10 克，粳米 100 克（淘洗干净），清水 1000 毫升。

【操作】

将粳米放入锅内，加入清水，煮至粥熟时，加入生地黄汁、益母草汁、生姜汁、藕汁及蜂蜜，再煮沸，即成。

【功效】

滋阴养血，活血降脂。

韭菜粳米粥

【材料】

韭菜 50 克（洗净，切段），粳米 100 克（淘洗干净），清水 1000 毫升。

【操作】

将粳米入锅内，加入清水，煮至粥熟，加入韭菜，再煮沸，即成。

【功效】

理气宽胸，化瘀止痛，降脂减肥。

蘑菇黑米粥

【材料】

钱蘑菇 90 克（洗净，切片），黑米 100 克（淘洗干净），精盐 1

克，清水1000毫升。

【操作】

将蘑菇、黑米共入锅中，加入清水，用小火煮至粥熟，加入精盐，即成。

【功效】

理气开胃，降低血脂。

兔肉粥

【材料】

兔肉100克（洗净，切成小丁），粳米100克（淘洗干净），食盐、味精、姜末、葱花、清水各适量。

【操作】

将粳米放入砂锅内，加入清水，用大火烧开，加入兔肉、食盐、姜末、葱花，改用小火煮至肉烂粥熟，加入味精，即成。

【功效】

补中益气，降脂减肥。

木耳粥

【材料】

黑木耳50克，粳米100克，冰糖20克。

【操作】

取黑木耳研粉浸泡半天，同时取粳米、冰糖，一并入锅同煮为粥食用。

【功效】

益肾补元，养阴和血。

鲜蘑麦片粥

【材料】

鲜蘑菇300克，燕麦片100克，油菜心100克，葱、姜、盐、花生油、味精、胡椒粉、鸡汤各适量。

【操作】

1. 将鲜蘑菇洗净，择成小朵。

2. 将油菜心洗干净，把每片叶子摘下来，葱、姜洗净，切成片备用。

3. 将锅置于火上，放入花生油烧热，加盐，下葱、姜片煸出香味，再下入鲜蘑菇炒片刻，倒入鸡汤，炖3分钟，再倒入500克开水，加盐调味，汤开后撒入燕麦片，煮3～5分钟后，把油菜心放入锅内，粥沸后离火，加入味精、胡椒粉调好口味，即可盛入碗内食用。

【功效】

降低体内胆固醇。适于高脂血症患者食用。

玉米山药粥

【材料】

玉米30克，山药20克，白糖适量。

【操作】

山药蒸熟后去皮切成小丁块。玉米碎为渣，加水适量，武火煮开后小火熬煮，将熟时入山药、白糖，共煮成熟。

【功效】

益肺宁心，健脾开胃，利水消肿，降脂降糖。

玉米豆枣粥

【材料】

玉米 50 克，白扁豆 25 克，大枣 50 克。

【操作】

洗净，按常法煮粥。

【功效】

健脾益气利水，降脂。适于营养不良性水肿、高脂血症等患者食用。

木耳红枣粥

【材料】

黑木耳 30 克，红枣 20 枚，粳米 100 克，冰糖 10 克。

【操作】

水发黑木耳洗净，撕成小块；红枣热水泡胀，去核切丁。将黑木耳与粳米一起放入锅中，加水适量，用文火煮熬成粥，放入红枣丁、冰糖，再煮 20 分钟即可。

【功效】

健脾和中，益气补血。适于高血压兼眼底出血病人服用，也可用于冠心病及更年期的调理。

荠菜荸荠马兰头粥

【材料】

荠菜 200 克，荸荠、马兰头各 100 克，粳米 60 克，盐、味精、麻油各适量。

【操作】

1. 将荠菜、马兰头洗净切碎，荸荠去皮洗净切碎，待用。

2. 粳米淘洗后煮粥。

3. 将成时，加入其余各味煮沸煮熟即可。

【功效】

清热解毒，去脂降压。适于肝火上炎型高血脂患者食用。

芹菜首乌粥

【材料】

鲜芹菜 150 克，生何首乌 30 克，猪瘦肉末 50 克，粟米 100 克，精盐、味精、料酒各少许。

【操作】

芹菜择洗干净，取叶、茎切成粗末状，备用。生何首乌洗净，切片，晒干或烘干，研成细末备用。粟米淘洗干净，放入砂锅内，加水适量，用大火煮沸，加入猪瘦肉末，烹入料酒少许，改用小火煨煮 30 分钟，加入芹菜末及生何首乌粉，拌和均匀，继用小火煨煮 20 分钟，待粥成时加入精盐、味精适量，调匀即成。

【功效】

清热利湿，平肝降脂。主治各种类型的高脂血症，对老年人肝肾阴虚，阴虚阳亢型高脂血症患者尤为适用。

菊花山楂粥

【材料】

去蒂干菊花 12 克，山楂片 10 克，粳米 50 克，冰糖少许。

【操作】

将干菊花、山楂片研为粉末。粳米、冰糖放入锅中，加水500毫升，煮至米开汤未稠时，调入菊花、山楂末，然后改小火煎煮片刻，粥稠火停，盖紧焖5分钟即可。

【功效】

祛脂降压。适用于高脂血症、高血压病、冠心病等症的辅助食疗。

花生大枣黑米粥

【材料】

大枣5个，黑米50克，红衣花生米15克，白糖适量。

【操作】

将大枣、黑米、花生米分别洗净，同入铁锅中，加水2碗，旺火煮沸，改小火熬成粥。用锅铲将大枣捣如泥状，拣去枣皮及枣核。

【功效】

滋阴益肾，养血止血，补铁，降脂。

豆腐荠菜粥

【材料】

豆腐250克，荠菜150克，芹菜、小白菜各60克，黄酒、盐、熟素油各少许。

【操作】

1. 将荠菜、芹菜、小白菜洗净，切碎，豆腐洗后切成小块，待用。
2. 芹菜、荠菜入锅，加水煮沸，加入小白菜及素油、盐和匀煮沸。
3. 再加入豆腐、黄酒和匀煮沸即可。

【功效】

清热平肝、调解健胃，去脂降压。适于肝火炽盛型高血脂患者食用。

双耳粥

【材料】

黑木耳 30 克，银耳 20 克，粟米 100 克。

【操作】

黑木耳、银耳拣杂，用温水泡发，洗净，用刀剁成碎末，备用。粟米淘洗干净，放入砂锅内，加水适量，大火煮沸，调入双耳末，改用小火煨煮 1 小时至粟米酥烂即成。

【功效】

滋阴补血，通脉降脂。适于各种类型的高脂血症患者食用。

龟板黑豆粥

【材料】

龟板 200 克，黑豆 50 克，盐少许。

【操作】

龟板用水冲洗干净，黑豆洗净晾干稍砸碎。将两者同入锅，加水适量，盐少许，煮至豆烂即可。

【功效】

滋阴益肾，降脂。适于小儿阴虚型泌尿系统疾病、高脂血症患者食用。

桑仁粥

【材料】

桑仁 20 克，大米 50 克，冰糖少许。

【操作】

桑仁择洗净，冰糖捣碎。大米淘净，放入锅中，加清水适量煮沸后，下桑仁，文火煮至粥熟，调入冰糖，再煮一二沸即成。

【功效】

酸甜适口，具有滋阴养血、润肠通便之功效。适于肝肾亏虚引起的头晕目眩、视力减退、耳鸣、腰膝酸软、须发早白及肠燥便秘等症患者食用。

白木耳粥

【材料】

白木耳 5 克，大米 50 克，白糖适量。

【操作】

1. 将白木耳发开，择洗干净；大米淘净。

2. 锅中加入清水适量，放入白木耳及大米，武火煮沸后转文火煮至粥熟，下白糖再煮沸即成。

【功效】

祛脂化浊，滋养肌肤。

绿豆粥

【材料】

粟米100克，绿豆60克，陈皮5克，红枣15枚。

【操作】

1. 红枣洗净，放入砂锅中，加清水适量，浸泡15分钟。

2. 陈皮洗净，弄干，研成细末，备用。

3. 绿豆、粟米除杂，淘洗干净，投入浸泡红枣的砂锅中，再加清水适量，大火煮沸后改用小火煨煮1小时，绿豆、粟米酥烂后将陈皮粉调入即成。

【功效】

补虚益气，活血散瘀，降低血脂。适用于各种类型的高脂血症，对中老年人气血瘀滞、湿热内蕴型高脂血症患者尤为适用。

桂圆莲米枣粥

【材料】

桂圆、莲米、大枣各10克，大米50克，白糖适量。

【操作】

大米淘净，大枣去核。将大米、桂圆、莲米、大枣同置锅中，加清水适量，煮成稀粥，待熟时加白糖调服。

【功效】

益气养血。适用于气血两虚所致的心悸、失眠、乏力、食少等。

茄子粥

【材料】

茄子 250 克，肉末 50 克，粳米 150 克，葱花少许，盐、味精适量，植物油 40 克。

【操作】

将茄子洗净、切丝，用清水焯一下捞出，沥去水。炒锅置火上，油热后放入葱花煸炒出香味，放入肉末煸炒，肉熟时，放入茄丝翻炒。快熟时，放入盐、味精调味，翻炒几下即离水待用。将粳米淘洗净，放入锅内，置武火上煮，水沸后，改文火继续至米开花时，拌入茄子，搅匀即成。

【功效】

清热解毒，利尿止痛，降脂。可治疗肠风下血、血淋疼痛、热毒疮痈、皮肿溃烂等症及高胆固醇血症。

苹果粥

【材料】

粟米 100 克，蒲黄 10 克，苹果 2 个。

【操作】

1. 将苹果洗净，连皮切碎放入捣绞机中打成苹果浆汁，备用。

2. 把粟米淘洗干净，将其与适量水放入砂锅中，大火煮沸，改用小火煨煮半个小时，调入蒲黄拌匀，继小火煨煮至粟米酥烂，粥将成时，倒入苹果浆汁煮沸即成。

【功效】

益气除烦，活血散瘀。适于各种类型的高脂血症患者食用。

香菇茯苓粥

【材料】

粳米 250 克，茯苓 15 克，鲜香菇 200 克，青豌豆 200 克，油豆腐 100 克。

【操作】

青豆浸泡发胀、香菇洗净切碎，锅内加适量水，下茯苓煮 20 分钟去渣留汁，与粳米、香菇、青豆煮粥，粥成加油豆腐丁及盐，稍煮即成。

【功效】

益脾和胃，宁心安神，降脂。适于高脂血症、神经衰弱患者食用。

燕麦绿豆粥

【材料】

燕麦片 100 克，绿豆、玉米粉各 60 克，蜂蜜适量。

【操作】

1. 将洗净的绿豆入锅，加水煮沸，改文火煮至绿豆软烂。

2. 加入用凉开水调和的燕麦片、玉米粉和匀煮沸。

3. 再煮至豆粥成糊，稍凉。加入蜂蜜调味即成。

【功效】

调中健脾，清热利水，去脂降压。适于脾虚温盛型高血脂患者食用。

荷叶二花粥

【材料】

鲜荷叶 1 张，荷花 1 朵，扁豆花 5 朵，大米 100 克。

【操作】

1. 将鲜荷叶洗净，切细。

2. 先取大米煮粥，待熟后调入荷叶、二花，再次煮沸服食。

【功效】

清热解暑，除烦利尿。适于高血脂患者食用。

麦麸绿茶粥

【材料】

麦麸 30 克，绿茶 20 克，粟米 100 克。

【操作】

先将绿茶拣净装入纱布袋中，备用。再将麦麸拣净晒干研成细粉，待用。粟米淘洗干净，入锅加水适量，放入绿茶袋大火煮沸，改用小火煨煮 30 分钟，取出茶袋，加入麦麸粉，调匀继用小火煨煮至粟米酥烂即成。

【功效】

补虚养心，活血通脉，去瘀降脂。适于各种类型的高脂血症患者食用。

黄豆花生粥

【材料】

黄豆60克，粟米、大米各50克，花生米30克，山楂末10克，红糖适量。

【操作】

1. 将黄豆、花生米、粟米、大米淘洗后一起入锅，用大火烧煮。

2. 煮沸后改小火烧煮，至豆粥将成时。

3. 加入山楂末、红糖和匀再煮成粥即可。

【功效】

益气补血，理气活血，去脂降压。适于气血淤滞型高血脂患者食用。

紫皮大蒜粥

【材料】

紫皮大蒜50克，陈粟米100克。

【操作】

先将紫皮大蒜剥去外皮，洗净后切碎，剁成蒜蓉，备用。陈粟米淘洗干净，放入砂锅内，加水适量，用大火煮沸后，改用小火煨煮至粟米酥烂，待粥将成时，调入紫皮大蒜蓉，拌和均匀即成。

【功效】

下气降浊，降脂降糖。主治各种类型的高脂血症，对湿热内蕴、气血瘀滞型高脂血症伴糖尿病患者尤为适用。

薏米莲米粥

【材料】

薏米、莲米各 30 克，大米 50 克。

【操作】

莲米、薏米用温水浸泡半小时后淘净。将莲米、薏米、大米同放锅中，加入清水适量，煮成稀粥服食。

【功效】

健脾利湿，化痰祛腻。适于高血脂患者食用。

淡菜片香菇粥

【材料】

水发淡菜片 200 克，水发香菇片 50 克，山楂片、笋片各 30 克，料酒、葱花、姜丝、盐、味精、五香粉、素油、湿淀粉各少许。

【操作】

把素油放入锅内烧至七成热，加葱、姜煸香，放入水发香菇片、水发淡菜片、山楂片、笋片及适量水煮沸，改中火煮一刻钟，加入调味品拌匀煮沸，再入湿淀粉勾芡即成。

【功效】

益气健脾，理气活血。适用于气血淤滞型高脂血症患者。

茶叶粥

【材料】

茶叶 10 克，粳米 50 克。

【操作】

茶叶煎取汁，与粳米煮粥。

【功效】

兴奋、强心、利尿、抗菌、解毒、抗辐射、化痰消食，降脂。

红薯绿豆粥

【材料】

红薯粉、玉米粉、粳米各 100 克，绿豆 60 克，白糖适量。

【操作】

将绿豆、粳米洗净入锅，加水煮沸，改文火煮 20 分钟，再放入用凉开水调和的红薯粉和玉米粉和匀，边煮边搅，直至粥成，加白糖调味即可。

【功效】

清热利湿，利水消肿。适用于湿热内蕴型高脂血症患者。

绿豆莲子香蕉粥

【材料】

绿豆 60 克，香蕉肉泥 50 克，莲子 15 克，蜂蜜适量。

【操作】

1. 将绿豆、莲子洗净入锅，加水煮沸。

2. 改文火煮至豆酥烂，加入香蕉肉泥和匀煮熟，稍凉，加入蜂蜜调味即成。

【功效】

清热除烦，利尿祛湿，去脂降压。适于湿热内蕴型高脂血症患者食用。

海参大枣粥

【材料】

海参 2 只，大枣 10 个，米适量。

【操作】

煮粥，加盐调味。

【功效】

养胃健脾，补肾益血，暖背祛寒，降脂。适用于慢性肝炎、贫血、高脂血症患者。

金花菜粥

【材料】

金花菜 250 克，粟米 100 克，红糖 20 克。

【操作】

金花菜拣洗干净，切成段，备用。将粟米淘洗干净，放入砂锅内加水适量，用大火煮沸，再改用小火煨煮 30 分钟，加入金花菜段煮沸后，调入红糖，拌匀，待粟米酥烂、粥稠时即成。

【功效】

清热利湿，补虚降脂。适用于各种类型的高脂血症患者。

核桃粥

【材料】

黄豆 300 克，白芨 10 克，核桃仁 10 个，大米、白糖适量。

【操作】

先将黄豆、白芨炒熟，碾成粉。用开水浸泡核桃仁，5 分钟后捞出，与浸泡一夜的大米混在一起碾碎，放入小盆里，加水五六杯，充分浸泡后用纱布过滤。将汁倒入锅内，加水 3 杯，倒进黄豆、白芨粉搅匀，煮成糊状，加白糖即成。

【功效】

美容，可使面部红润有光泽，降脂。适用于高脂血症患者。

丹参粥

【材料】

丹参 30 克，糯米 50 克，红糖适量。

【操作】

大米淘净。取丹参水煎取汁，去渣，加糯米煮粥，待熟时调入红糖，再煮一二沸即可。

【功效】

活血化瘀。适用于瘀血阻滞所致的胁肋疼痛，痛处固定不移。

芝麻粥

【材料】

芝麻300克，血糯米粉250克，小米粉、小麦粉各200克，红糖、白砂糖各100克。

【操作】

1. 将芝麻拣杂洗净晾干，入锅中用文火炒香，趁热研为细末，备用。

2. 将小米、小麦、血糯米粉混匀入锅。

3. 微炒熟出香味，再和入芝麻末和匀。

4. 待稍拌炒一会儿，凉凉，加入红糖、白糖拌匀，贮瓶备用。

【功效】

滋肝补肾，去脂降压。

陈皮麦麸粥

【材料】

陈皮10克，麦麸30克，粟米100克。

【操作】

先将陈皮、麦麸拣杂，晒干或烘干，研成细末，待用。粟米淘洗干净，放入锅中，加水适量，大火煮沸，改用小火煨煮30分钟，调入陈皮、麦麸粉，拌和均匀，继煮至粟米酥烂、粥稠即成。

【功效】

健脾理气，和血降脂。适用于各种类型的高脂血症患者。

黄豆苦瓜粥

【材料】

黄豆 60 克，苦瓜 100 克，粳米 150 克，植物油 50 克，白糖少许，葱花、蒜粒、盐各适量。

【操作】

黄豆用清水浸泡过夜备用。苦瓜洗净、去瓤、切小片，放入沸水中焯至七成熟捞出，水倒掉。炒锅置火上，倒入植物油，油热后，放入葱花煸出香味时，放入焯好的苦瓜，继续煸炒将熟后，放入盐、白糖、蒜粒煸炒几下，离火备用。将粳米淘洗干净，与泡好的黄豆一同放入锅内，倒入适量清水，置武火上煮，水沸后，改文火继续煮至米、豆烂时，拌入瓜菜，搅匀即离火。

【功效】

清热解毒，健脾胃，降脂降糖。适于高脂血症、糖尿病等患者食用。

虫草粟米粥

【材料】

冬虫夏草 10 克，粟米 100 克，红糖 20 克。

【操作】

先将冬虫夏草洗干净，晒干或烘干，研成极细末，备用。粟米淘洗干净，放入砂锅中，加水适量，大火煮沸后改用小火煨煮至酥烂，待粥黏稠时，调入虫草粉及红糖，拌和均匀，再以小火煮沸即成。

【功效】

补虚益精，化痰降脂。主治各种类型的高脂血症，对中老年人肝肾阴虚、阴虚阳亢型高脂血症患者尤为适用。

冬菇云耳瘦肉粥

【材料】

冬菇、云耳（黑木耳）各 15 克，猪瘦肉、粳米各 60 克，调料适量。

【操作】

将冬菇、云耳剪去蒂，用清水浸软，切丝备用；猪瘦肉洗净，切丝，腌制备用；粳米洗净。把粳米、冬菇、云耳同放入锅内，加清水适量，小火煮成稀粥，再加入猪瘦肉煮熟，调味即可。

【功效】

补益脾胃、润燥。适用于高脂血症、动脉粥样硬化症的防治。

橘皮粥

【材料】

橘皮 5 克，粳米 50 克。

【操作】

将橘皮晒干，碾炒细末，如不研末，煎取浓汁煮粥亦可。粳米加水入砂锅内，煮成稀粥，入橘皮末稍煮片刻，待粥稠停火。

【功效】

理气解郁，消积导滞。适用于高血脂、消化不良、食欲不振、恶心呕吐、咳嗽痰多、胸膈满闷等症患者。

绞股蓝粟米粥

【材料】

绞股蓝 15 克，粟米 100 克，红糖 10 克。

【操作】

先将绞股蓝拣杂洗净，切碎，放入纱布袋中，扎口备用。粟米淘洗干净放入砂锅中，加水适量，大火煮沸，加入绞股蓝药袋，继用小火煨煮 30 分钟至粟米酥烂，粥即成时加入红糖调匀即可。

【功效】

益气补脾，化痰降脂。主治各种类型的高脂血症。

陈茗粥

【材料】

陈茶叶 10 克，大米 100 克。

【操作】

大米淘净。取茶叶水煎取汁，加大米煮成稀粥服食。每日 1 剂。

【功效】

消食化痰，清热止痢，除烦止渴，兴奋提神。适用于食积不消、过食油腻、饮酒过量、口干烦渴、多睡不醒、赤白痢疾等。

山楂桑椹粥

【材料】

山楂、粳米各 80 克，桑椹子 15 克，调料适量。

【操作】

将山楂、桑椹子、粳米洗净，同放入锅内，加清水适量，小火煮成粥，调味即可。

【功效】

养血滋阴，活血祛痰。适用于高脂血症属阴虚阳亢兼有血瘀和胸膈不舒、心悸烦闷、时有心前区刺痛、饮食减少、舌暗脉涩等症患者。

黄豆苹果粥

【材料】

黄豆 60 克，粳米 100 克，苹果 2 只，白糖适量。

【操作】

黄豆用水浸泡过夜备用。苹果洗净，去皮，去核，切块备用。粳米洗净，与泡好的黄豆一起放入锅内，倒入清水，置武火上煮，水沸后，改文火继续煮，至未开花豆烂时，将苹果块拌入，放适量白糖搅匀即成。

【功效】

健脾胃，润肺悦心，补中益气，清热化痰，降血脂。适用于高脂血症、慢性胃炎、胃下垂等病患者。

红薯粥

【材料】

新鲜红薯 250 克，大米 100 克，白糖适量。

【操作】

红薯（以红紫皮黄心者为最好）洗净，连皮切成小块。大米淘净，与红薯同放锅中，加水煮成粥，待熟时调入白糖，再煮一二沸即成。

【功效】

健脾养胃，益气通乳。适用于维生素 A 缺乏症、夜盲症、大便带血、便秘等症患者。

银鱼粥

【材料】

银鱼干 50 克，粟米 100 克。

【操作】

银鱼干拣洗干净，烘干后研成粗粉状，备用。粟米淘洗干净，放入砂锅内，加水适量，大火煮沸，改用小火煨煮 30 分钟，调入银鱼粉，继用小火煮至粟米酥烂即成。

【功效】

滋阴补虚，通脉降脂。适用于各种类型的高脂血症患者。

燕麦赤小豆粥

【材料】

燕麦片 100 克，赤小豆、大米各 60 克，白糖适量。

【操作】

1. 将大米和赤小豆淘洗干净，一同入锅，加水煮沸，改小火煮成豆粥。

2. 将成时，加入燕麦片和匀煮成粥，再加入白糖调味即可。

【功效】

健脾和胃，利水除湿，去脂降压。适于脾虚湿盛型高血脂患者食用。

番茄小枣粥

【材料】

红枣、粳米各100克，番茄250克，冰糖适量。

【操作】

粳米、红枣洗净，共煮粥；待熟，加入切成丁的番茄和冰糖，再煮沸。温热分次食用。

【功效】

健脾益气，养阴润肺。适用于高脂血症、脾虎气弱、食少乏力、肺虚咳嗽等症患者。

绿豆薏米马齿苋粥

【材料】

马齿苋100克（洗净切碎），绿豆、薏米仁各60克，白糖适量。

【操作】

1. 将绿豆、薏米仁洗净入锅，加水煮沸。

2. 改文火煮至豆酥软，加入马齿苋和白糖煮成豆粥即可。

【功效】

清热解毒，化湿通脉，去脂降压。适于湿热内蕴型高血脂患者食用。

三百茯苓粥

【材料】

绿小豆、扁大豆、赤小豆、茯苓、大米各30克。

【操作】

茯苓研成细末备用。绿小豆、扁大豆、赤小豆择洗干净，与大米同煮，沸后调入茯苓粉，煮至粥熟服食。每日 2 剂。

【功效】

清热利湿。适用于高脂血症患者。

山药香菇萝卜粥

【材料】

水发香菇丝 50 克，白萝卜丝、鲜山药片各 100 克，豌豆苗 60 克，大米 100 克，盐、味精、色拉油各适量。

【操作】

大米淘洗后入锅，加水煮沸，改小火煮至米开花，加入前 3 味和匀煮沸，再改小火煮至粥将成，加入豌豆苗及调味品和匀煮沸成粥即可。

【功效】

具有益气健脾、利尿祛湿、去脂降压等功用，适用于脾虚湿盛型高血脂症等患者。

桂圆八宝粥

【材料】

桂圆、花生、大枣、莲米、桑仁、山药、胡桃仁各 10 克，大米 50 克，白糖适量。

【操作】

大米淘净，诸药择净。将诸药与大米共入锅中，加清水适量煮粥，待熟时加白糖调味服食。

【功效】

益气养血。适于气血两虚所致的心悸、失眠、乏力、食少等症患者食用。

绿豆槐花荷叶粥

【材料】

绿豆60克，槐花、干荷叶各10克，白糖适量。

【操作】

1. 将槐花、干荷叶水煎取汁，入绿豆煮沸。

2. 改文火煮至豆酥烂，加入白糖调味即可。

【功效】

清暑解毒，清热平肝，去脂降压。适于肝火炽盛型高血脂患者食用。

银杏叶粟米粥

【材料】

银杏叶（干品）20克，陈粟米100克。

【操作】

先将银杏叶洗干净，装入纱布袋中，扎口备用。粟米淘洗干净，放入砂锅中，加适量清水，放入银杏叶纱布袋，大火煮沸后，改小火煨煮30分钟，取出药袋，继续用小火煨煮至粟米酥烂、粥粘稠时即成。

【功效】

益气滋阴，补气养心，化瘀降脂。主治各种类型的高脂血症，对老年人肝肾阴虚、气血瘀滞、阴虚阳亢型高脂血症患者尤为适宜。

红薯山楂绿豆粥

【材料】

红薯 300 克，山楂末 10 克，绿豆粉 60 克，大米 100 克，白糖适量。

【操作】

红薯去皮洗净，切成小块，待用；大米淘洗后入锅，加水煮沸，下入红薯煮沸，改小火煮至粥将成，加入其余各味和匀煮沸，再煮成粥即可。

【功效】

具有清热解毒、利水消肿、去脂减肥等功用，适用于湿热内蕴型高血脂症等患者。

水果麦片粥

【材料】

燕麦片 100 克，山楂 5 个，梨 1 个，橘子 1 个，香蕉 1 个，苹果半个，黄瓜 1 小段，白糖少许。

【操作】

1. 将苹果、梨、香蕉、橘子全部去皮；山楂洗净去核；黄瓜洗净；将以上各料全部切成丁块。

2. 将锅内加入 600 克水，放旺火上烧开，放入燕麦片，中火煮 3 ~5分钟，再将切好的各种果料及白糖倒入粥中，煮片刻即成。

【功效】

清热利尿，排湿解毒。适用于高血脂患者。

绿豆西瓜粥

【材料】

绿豆45克，西瓜瓤100克，粳米150克。

【操作】

将绿豆放在清水中浸泡约4小时备用，将西瓜切开，取出瓜瓤100克备用。把粳米淘洗净，与泡好的绿豆同放入锅内，加入适量清水，置武火上煮，水沸后，改文火继续煮至米开花，豆烂、汤稠即成。然后将西瓜拌入即可食。

【功效】

止渴，宽中下气，清热解毒，利小便，降脂。适用于喉痹、高脂血症、水肿等症患者。

黄精山药粥

【材料】

黄精15克，山药30克，大米100克，白糖适量。

【操作】

山药研为细末。黄精洗净，水煎，取汁去渣。将黄精汁与大米共煮为稀粥，将熟时调入山药粉、白糖，煮至粥熟即成。

【功效】

健脾益肾。适用于高血脂患者。

薏米杏仁粥

【材料】

薏米 30 克，杏仁 10 克，大米 50 克，白糖适量。

【操作】

杏仁去皮心，薏米、大米淘净。先取薏米、大米煮粥，待半熟时下杏仁，煮至粥成，加白糖调味服食。

【功效】

健脾除湿，除疲祛腻。适用于脾胃湿热所致的大便溏薄、肛门灼热、小便短黄、淋漓涩痛、咳嗽痰稠等症。

猕猴桃粥

【材料】

猕猴桃果实 20 克，大米 50 克。

【操作】

在 8 ~9 月间，把果实采收后，放置 10 多天，果实变软发香时可用。将猕猴桃洗净，晾干，每次取 20 克。大米 50 克，加水如常法煮粥。

【功效】

解热，止渴，通淋，降脂。适用于烦热、消渴、黄疸、石淋、痔疮、高脂血症等症患者。

薤白银耳粥

【材料】

银耳 30 克，薤白 10 克，粳米 100 克。

【操作】

先将银耳及薤白洗净细切，与米相和煮作粥。

【功效】

滋阴润燥，理气止痛，降脂。适用于痢久伤阴、腹痛后重及高脂血症患者。

赤豆内金粥

【材料】

赤小豆 30 克，鸡内金 10 克。

【操作】

鸡内金烘干，研末。赤小豆洗净，加水煮至八成熟时下鸡内金粉，煮至豆熟。每日 1 剂，早餐服食。

【功效】

清热利湿，消积化腻。适用于湿热内盛所致的大便溏泻、饮食积滞等患者。

绿豆黄瓜粥

【材料】

绿豆 45 克，黄瓜 100 克，粳米 150 克，油 30 克，葱花少许，盐、味精适量。

【操作】

绿豆泡在清水中约 4 小时备用；黄瓜洗净，切丁备用。锅置火上，倒入油，油热后放入葱花煸炒出香味，倒入黄瓜丁煸炒，视其将熟时放入盐、味精炒匀即离火。粳米洗净，与泡好的绿豆一同放入锅内，倒入适量清水，置武火上煮，水沸后，改文火继续煮至米开花豆烂时，将黄瓜菜拌入，搅匀即离火。

【功效】

止渴，解暑，利尿，提神，降脂。

绿豆菠菜粥

【材料】

绿豆 45 克，粳米 150 克，肉末 50 克，菠菜 100 克，油 25 克，葱花少许，盐适量。

【操作】

绿豆在清水中浸泡 4 小时备用；将菠菜洗净，切段。炒锅置火上，倒入油，油热后放入葱花、肉末，煸出香味后放入菠菜翻炒，将熟时放少许盐煸炒，菜熟离火备用。粳米洗净，与泡好的绿豆一同放入锅中，加适量清水，置武火上煮，水沸后改文火继续煮至豆、米烂时，将炒好的菜拌入，搅匀后离火即成。

【功效】

清热止渴解毒。降脂，通便。适用于肝高脂血症及习惯性便秘。

茶叶粳米粥

【材料】

粳米 50 克，茶叶 10 克，白糖适量。

【操作】

先煮茶叶，煎取浓汁，然后去茶叶，加入粳米、白糖熬成稀粥。

【功效】

化痰消食，生津止渴，利尿消肿。适于高血脂，高血压，冠心病等病患者食用。

山莲葡萄粥

【材料】

山药、莲米、葡萄干各 50 克，白糖少许。

【操作】

山药切片，莲米、葡萄干择洗干净。三者同放锅内，加清水适量，武火煮沸后，转文火煮至粥成，调入白糖服食。每日 2 剂，早、晚餐服食。

【功效】

补益心脾。适用于心脾两虚所致的心悸、怔忡、纳差、肢软、乏力、失眠多梦等症患者。

龙眼肉粥

【材料】

红枣 5 枚，龙眼肉 15 克，大米 100 克。

【操作】

大枣去核，大米淘净。将大枣、龙眼肉、大米同放锅中，加清水适量，煮成稀粥服食。每日 2 剂，早晚服食。若喜好甜食，可加白糖少许。

【功效】

养心安神，健脾补血。适用于心血不足所致的心悸、心慌、失眠、健忘、贫血、脾虚腹泻、浮肿、体质虚弱以及自汗、盗汗等。

大黄红枣粟米粥

【材料】

制大黄 15 克，粟米 100 克，红枣 10 枚。

【操作】

先将大黄洗净，切成片，晒干或烘干，研成极细末，备用。红枣洗净后，用水浸泡待用。粟米淘洗干净，放入砂锅内加水适量，先用大火煮沸后，再加入浸泡的红枣，继续用小火煨煮至粟米酥烂、粥黏稠时调入大黄末拌匀，煨煮至沸即成。

【功效】

攻积祛痰，活血降脂。主治各种类型的高脂血症，对中老年人脾虚湿盛、湿热内蕴、气血瘀滞型高脂血症患者尤为适用。

梅花粥

【材料】

粳米 50 ~ 100 克，白梅花 3 ~ 5 克。

【操作】

1. 将粳米淘洗净，加水熬煮成粥。

2. 待粥成后放入白梅花同煮片刻即成。

【功效】

舒肝健脾。适用于肝郁脾虚型高血脂。

山药扁豆大米粥

【材料】

山药 30 克，白扁豆 15 克，大米 50 克，白糖少许。

【操作】

1. 将大米、扁豆淘洗干净；山药去皮洗净，切片。

2. 将大米、扁豆同放锅中，加清水适量，武火烧沸后转文火煮至八成熟，加山药、白糖煮至粥熟服食。

【功效】

补益脾胃，利湿祛浊。

绿豆猪肝黑豆粥

【材料】

绿豆 60 克，熟猪肝 120 克，粳米 100 克，黑豆 60 克。

【操作】

熟猪肝切碎备用。将绿豆、黑豆、粳米淘洗净，一同放入锅内，加入适量清水，置武火上煮，水沸后改文火继续煮至豆烂米开花时，拌入熟猪肝，稍炖即成。

【功效】

利水，消肿，清肝，明目，降脂。适于水肿、高脂血症患者食用。

茯苓枣栗粥

【材料】

茯苓 20 克，大枣 10 枚，栗子 250 克，大米 100 克。

【操作】

茯苓研为细末，大枣去核。栗子去壳、皮，切为细粒。将三者与大米同放锅中，加清水适量煮沸后，转文火煮成稀粥服食。

【功效】

健脾止泻，化痰降脂。适用于脾虚泄泻、咳嗽痰稀、小便不利等。

生蚝芹菜粥

【材料】

生蚝 180 克，粳米 120 克，芹菜 1 棵，鸡蛋 1 个，盐、酒、姜末、生粉各适量。

【操作】

1. 将鲜蚝洗净滤水，去壳取肉放入碗中，磕入鸡蛋，加入盐、酒、姜末、生粉拌匀；芹菜去根、叶洗净切段。

2. 粳米淘净，待水沸后倒入锅内熬粥，粥成后将生蚝倒入粥内，搅匀后再放入芹菜，加入少许油，烧沸即可。

【功效】

平肝潜阳，软坚散结，清热利水。适用于阴虚阳亢型高血脂及高血压、遗精、带下等。

芡实枣樱粥

【材料】

芡实粉 30 克，枣皮 10 克，金樱子 15 克，大米 50 克，白糖适量。

【操作】

金樱子水煎取汁，加入大米、枣皮煮粥，待熟时调入芡实粉、白糖，再煮一二沸即成。

【功效】

补益肾精，固涩止带。

葱豉粥

【材料】

葱白 50 克，淡豆豉 20 克，粳米 50 克，味精、精盐、香油、胡椒粉、姜末各适量。

【操作】

将葱白切成碎末，粳米用水淘洗干净。淡豆豉放入锅中，加 15 倍量水煎煮 20 分钟，倒出药液，再加同量水煎煮 20 分钟，倒出药液。合并两次药液，并用纱布过滤；粳米放入锅中，加入淡豆豉药液及适量清水，用武火烧沸，再改用文火慢慢熬煮；熬煮至粥稠时，加入葱白末，再煮片刻，调入味精、精盐、胡椒粉、姜末各适量。食用时加香油适量。

【功效】

发汗解表，通阳解毒，降脂，和胃，适用于伤风感冒、恶寒发热、头痛鼻塞、咽喉肿痛、二便不利、腹痛痢疾等症。亦用于高脂血症，功能性消化不良。

人参枸杞子粟米粥

【材料】

生晒参 2 克，枸杞子 30 克，陈粟米 100 克。

【操作】

先将生晒参晒干或烘干，切碎研成极细末，备用。粟米拣杂淘洗干净，放入砂锅中加水适量，放入枸杞，先用大火煮沸，改用小火煨煮 40 分钟，待粟米酥烂，粥将成时调入人参粉，拌和均匀即成。

【功效】

补气通脉，降脂降压。主治各种类型的高脂血症，对中老年人肝肾阴虚、阴虚阳亢及脾虚湿困型高脂血症尤为适用。

轻身冬瓜粥

【材料】

冬瓜100克，大米30克。

【操作】

冬瓜皮用刀刮后洗净，不要把皮削掉，切成小块。大米淘洗干净，放入锅中，加清水适量煮沸后，下冬瓜煮至粥熟服食。每日1剂。

【功效】

健脾利湿，祛脂减肥。适用于营养不良性水肿、慢性肾炎水肿、肝硬化水肿、心性水肿及肥胖症等。

韭白粥

【材料】

韭白30克，大米100克。

【操作】

1. 将韭白洗净，切段。

2. 将大米淘净，加清水适量煮至粥熟，调入韭白，再煮沸即成，每日1剂。

【功效】

宽胸理气，化瘀止痛。

五色豆粉糊

【材料】

黄豆、黑豆、红豆、绿豆和白豆各200克。

【操作】

将5种豆子泡洗干净，分别下锅小火慢炒，炒至香脆可食时，将其磨成粉状，冲调用冷开水或热开水，酌加蜂蜜调成糊状。

【功效】

补益五脏。适用于高脂血症的辅助食疗，为养生保健佳品。

山楂粥

【材料】

山楂30~45克（或鲜山楂60克），粳米100克，砂糖适量。

【操作】

将山楂煎取浓汁，去渣，同洗净的粳米同煮，粥将熟时放入砂糖，稍煮1~2沸即可。

【功效】

健脾胃，助消化，降血脂。适用于高血脂、高血压、冠心病，以及食积停滞，肉积不消。

高血脂食疗汤菜谱

芹枣汤

【材料】

芹菜250克，红枣10克，味精2克，精盐3克，葱段10克，花生油20克。

【操作】

1. 将芹菜洗净，去根、老叶，切成3厘米长的段；红枣，泡一下，洗净，去核。

2. 锅上火，加入花生油烧热，放葱煸香，加入芹菜煸炒，再放入适量水，加入红枣、味精、盐，用文火烧煮至熟，出锅即成。

此汤，均为菜、枣，要掌握好煮熟的时间，如果芹菜过烂，会影响汤的质量。

【功效】

芹菜性味甘凉，有利尿解疼、除心下烦热、理胃涤弱去湿的功效。现代医学研究发现，芹菜中含有较多的酸性降血压成分，可降低血压，故为高脂血症患者、高血压患者和肥胖入的理想食品。《神农本草经》说芹菜："主女子赤沃，止血养精，保血脉，益气。"《随息居饮食谱》说芹菜："甘凉清胃，涤热祛湿。"《本草推陈》说芹菜："治肝阳头晕、面红目赤、头重脚轻，步行飘摇等症。"

红枣含有丰富的维生素C及优质蛋白质，能降低血中胆固醇和血脂，健身而不发胖。

鲤鱼山楂鸡蛋汤

【材料】

鲤鱼1条，山楂片25克，鸡蛋1个，面粉150克，料酒、葱段、姜片、精盐、白糖各适量。

【操作】

鲤鱼去鳞、鳃及内脏，洗净切块，加入料酒、精盐腌渍15分钟。将面粉加入清水和白糖适量，打入鸡蛋搅和成糊。将鱼块下入糊中浸透，取出后蘸上干生面粉，下入爆过姜片的温油锅中翻炸3分钟后捞起。山楂片加入少量水上火溶化，加入调料及生面粉糊少量，制成芡汁水，倒入炸好的鱼块煮15分钟，撒上葱段、味精即成。佐餐服食。

【功效】

补脾胃、利水湿、降血脂。适用于脾虚湿盛之高脂血症，以兼见食少纳呆、面身浮肿者尤为适宜。

豆腐兔肉紫菜汤

【材料】

嫩豆腐 250 克，兔肉 50 克，紫菜 30 克，植物油、精盐、黄酒、葱花、淀粉各适量。

【操作】

嫩豆腐切块；兔肉洗净切片，加油、盐、黄酒、淀粉拌匀；紫菜撕成小片洗净。锅内倒入清水一大碗，先下豆腐、食盐，烧沸后倒入兔肉片，煮片刻，放入葱花、紫菜，稍沸一下，拌匀即可。佐餐服食，连用 7～10 天为 1 个疗程。

【功效】

健脾益气、化痰利尿、降低血脂。适用于脾虚痰湿壅盛型高脂血症者。

黑木耳豆腐汤

【材料】

黑木耳 10 克，嫩豆腐 250 克，胡萝卜 30 克，水发香菇 150 克。

【操作】

黑木耳用温水泡发，去杂质后洗净；豆腐切成小块，胡萝卜、香菇洗净切成小丁。先在烧锅内加入鲜汤一碗，把黑木耳、胡萝卜、香菇倒入，加姜、葱、盐，烧沸后放入豆腐、味精，用湿淀粉勾稀芡，淋上麻油即可。佐餐服食。

【功效】

健脾除湿、通便降脂。适用于各型高脂血症者。本膳既能补中益气、除湿浊、通大便，又可软化血管、降血脂、降血压，老年人经常服用，可达到预防和治疗心脑血管疾患的双重作用。

昆布海藻汤

【材料】

昆布、海藻各30克，黄豆150克，精盐、味精、香油各适量。

【操作】

上述三物泡好洗净，加水煮汤。待豆熟时加少量调味品即可服食。

【功效】

消痰利水，健脾宽中。昆布咸寒，功在软坚行水；海藻苦咸寒，功能消痰软坚。据药理研究证实：昆布、海藻具有清除血脂和降低血压的作用；黄豆甘平，健脾宽中，润燥消水。三味相合，其消疾行水、健脾宽中之功尤佳。本方适用于高脂血症并发冠心病、高血压病者。平素胃寒者勿服。

车前冬瓜汤

【材料】

鲜车前草100克（洗净，去头），冬瓜500克（洗净，留皮和瓜仁，切厚片），食盐、味精、麻油、清水各适量。

【操作】

将车前草、冬瓜放入锅内，加入清水，大火煮沸后，小火煮至冬瓜烂，加入食盐、味精、麻油，即成。

【功效】

利水消肿，降脂降压。

紫菜黄瓜汤

【材料】

紫菜 30 克（水发，洗净，切段），黄瓜 100 克（洗净，切成片），食盐、味精、酱油、生姜末、麻油、清水各适量。

【操作】

锅内放入清水，煮沸，放入食盐、酱油、生姜末及黄瓜，煮沸，加入紫菜，再煮沸，加入味精及麻油，即成。

【功效】

清热利水，化痰软坚，补肾养心，降压降脂。

赤豆鲤鱼汤

【材料】

赤小豆 300 克（洗净），鲤鱼 1 尾（约 1500 克重，去鳞、腮、内脏），食盐 3 克，味精 2 克，生姜片 15 克，葱段 15 克，料酒 10 克，胡椒粉 2 克，清水 2000 毫升。

【操作】

将赤小豆、鲤鱼共入锅内，加入清水，炖至豆熟鱼烂，加入味精、食盐、生姜、葱段、料酒、胡椒粉，即成。

【功效】

利水化湿，消胀除湿，降低血脂。

赤豆鹌鹑汤

【材料】

赤小豆 50 克（洗净），鹌鹑 1 只（去毛、头、爪、肠杂，洗净），生姜 15 克，葱 15 克，食盐 3 克，味精 2 克，料酒 10 克，清水适量。

【操作】

将赤小豆放入锅内，加入清水煮沸，下入鹌鹑、生姜、葱、料酒，煮熟后，加入食盐、味精，即成。

【功效】

清热利湿，降脂轻身。

苦瓜瘦肉汤

【材料】

鲜苦瓜 300 克（去瓤，洗净，切片），猪瘦肉 150 克（洗净，切片，用食盐、淀粉调匀），荠菜 60 克（去根，洗净），食盐、味精、清水各适量。

【操作】

将荠菜放入锅内，加入清水，小火煮 30 分钟，去渣，加入苦瓜煮熟，再加入猪瘦肉，煮 5 分钟至肉刚熟，加入调味品即成。

【功效】

清热利水，清肝解暑，扶正降压，降糖减肥。

发菜蘑菇汤

【材料】

发菜 30 克（泡软，去杂物，洗净，挤干水分，取圆盘内涂香油少许，将发菜做成小圆饼 20 个，放入盘内），白萝卜干 1 片（切成细末），熟春笋 50 克（切片），鲜蘑菇 50 克（洗净，切为两半），豌豆苗 30 克（去梗，洗净），食盐 3 克，味精 1 克，料酒 10 克，干淀粉 2 克，香油 10 克，上汤 1000 毫升，鸡蛋清 2 个（搅打成糊）。

【操作】

将鸡蛋清糊加入少许清水、食盐、干淀粉调匀，分放于发菜中间，再逐个点上白萝卜末，连盘入笼，用大火蒸约 10 分钟，取出。锅内加入上汤、春笋、蘑菇烧沸，用漏勺捞出放入碗中，汤锅中放入食盐、味精、料酒煮沸，去浮沫，起锅倒入汤碗中，再将豌豆苗放于碗内的春笋上，再放入发菜饼，使其浮于汤面上，浇入香油即成。

【功效】

利水除湿，降脂减肥。

蒲黄海带萝卜汤

【材料】

蒲黄 10 克（纱布包裹），海带 30 克（加水泡发 12 小时，洗净，切小片），鲜白萝卜 200 克（洗净，剥去外皮，切成条），食盐、味精、五香粉、青蒜（切碎末）、麻油、清水各适量。

【操作】

将萝卜、海带共入砂锅内，加入清水，先用大火煮沸，加入蒲黄，改用小火煮 30 分钟，取出蒲黄，再煮至萝卜酥烂，加入食盐、味精、五香粉、青蒜拌匀，淋入麻油即成。

【功效】

清热解毒，化痰散瘀，降脂降压。

海带猪肉汤

【材料】

海带 30 克（洗净，切细丝），黑木耳 15 克（洗净，切细丝），猪瘦肉 100 克（洗净，切细丝），味精、食盐、淀粉各适量。

【操作】

将猪瘦肉用淀粉拌好，与海带、黑木耳共入锅内煮沸，加入食盐、味精，即成。

【功效】

滋阴补虚，软坚散结，降低血脂。

参芪鲍鱼汤

【材料】

人参 6 克，黄芪 15 克，桂圆肉 15 克，鲜鲍鱼 200 克（去鳞、腮、内脏），生姜 3 片，食盐 3 克，味精 2 克，料酒 10 克，胡椒粉 2 克。

【操作】

将人参、黄芪、桂圆肉用纱布包好，与鲍鱼同入锅中，加水同炖至熟后去药包，加入食盐、味精、生姜、料酒、胡椒粉，即成。

【功效】

补气固表，降低血脂。

笋片鸡汤

【材料】

熟笋片 100 克，熟鸡片 100 克，嫩菜叶 50 克（洗净），黄酒 10 克，鸡油 10 克，鲜汤、食盐、味精、酱油各适量。

【操作】

将鲜汤放入锅内，放入鸡片、笋片、菜叶煮沸，放入黄酒、食盐、味精、酱油，待煮沸时，淋入鸡油即成。

【功效】

益气降脂。

大枣冬菇汤

【材料】

大枣 30 枚（洗净，去核），干冬菇 30 克（洗净，切成丝），生姜片 15 克，葱 15 克，食盐 30 克，味精 3 克，料酒 10 克，胡椒粉 2 克，花生油 40 克，清水适量。

【操作】

将以上诸料放入锅内，煮至入味即成。

【功效】

益气活血，降低血脂。

芹菜黑枣汤

【材料】

水芹菜 500 克，黑枣 250 克。

【操作】

将黑枣洗净去核，与摘洗干净的芹菜段共同煮食。佐餐服食。

【功效】

补肝益肾、降压降脂。适用于肝肾不足、虚阳上亢型的高脂血症。

首乌黑豆乌鸡汤

【材料】

何首乌 15 克，黑豆 50 克，大枣 10 枚，乌骨鸡 1 只，黄酒、葱、姜、食盐、味精各适量。

【操作】

乌骨鸡去毛及内脏，将何首乌、黑豆、大枣分别用清水洗净，置于鸡腹内，将鸡放入锅内，加适量清水、黄酒、葱段、姜片及食盐，大火烧沸后，改用小火煨至鸡肉熟烂，加入少许葱花、味精调味即可。佐餐服食，喝鸡汤，吃鸡肉和黑豆、大枣。1～2周食用1剂。

【功效】

滋阴血、补肝肾、降血脂。适用于肝肾不足、阴血亏虚型高脂血症。

大蒜鲍鱼汤

【材料】

鸡汤300毫升，淡菜50克，大蒜、鲍鱼、鱼翅、花椒各30克，熟地10克，生姜片、料酒、盐、味精各适量。

【操作】

将大蒜去皮，洗净，切片，待用。鲍鱼、鱼翅水发后洗净，切成小片状，待用。将熟地、花椒水煎取汁，与鸡汤一起入锅煮沸，加入鲍鱼、鱼翅、大蒜片烧沸。改小火煮半小时，加入淡菜和匀煮沸煮熟，加入盐、味精调味即成。

【功效】

滋肝补肾，去湿化痰，去脂降压。适于肝肾阴虚型高脂血患者食用。

核桃参姜汤

【材料】

核桃仁40克，党参15克，生姜3片，红糖适量。

【操作】

将党参用洁净的纱布包好，与核桃仁、生姜片共入锅中，加水煮半小时。弃药包，调入红糖即成。

【功效】

补肾益气，通用消痰，降脂。适于肾不纳气的气短心慌、动则喘甚、畏寒食少、面色少花，支气管炎、高脂血症等患者食用。

鹿茸五珍汤

【材料】

鹿茸 10 片（约 5 克），鹿鞭 10 克，鹿筋 15 克，鹿肉 150 克，鹿血 15 克，冬笋 10 克，火腿 10 克，调味品适量。

【操作】

鹿筋擦去外皮，入热油锅中炸至酥透捞出，入沸水锅中浸泡，加适量食碱洗去油污，然后换温水洗去碱质，沥尽水分。干鹿鞭用温水泡软洗净。鹿肉烧熟，与鹿筋、鹿鞭均切成片。火腿切成末。鹿血切成小块。一起放入锅内。同时将冬菇、火腿、冬笋加入，倒进高汤炖煮，开锅后撇去浮沫，加入精盐、味精，撒上香菜段，再盖紧焖 10 分钟左右即可。

【功效】

补益气血，补肾壮阳。

黑豆腐竹汤

【材料】

黑豆、腐竹（豆腐皮）各 50 克。

【操作】

腐竹泡软，切段。黑豆洗净。先取黑豆，煮熟后下腐竹煮熟，再下食盐、味精、猪油等适量调味服食。

【功效】

养阴益肾。适用于肾阴虚所致的慢性肝炎、慢性肾炎及脑动脉硬化、脑萎缩、老年性痴呆。

芝麻杞菊汤

【材料】

黑芝麻、枸杞子、何首乌各15克，杭菊花9克。

【操作】

将黑芝麻淘洗干净，与洗净的枸杞子、何首乌、杭菊花同时放入砂锅中，加水适量煎汤。

【功效】

补益肝肾，滋阴养血，强壮筋骨，抗老延年。适用于高脂血症、须发早白、头晕眼花、视物不清、冠心病、高血压病、肥胖症、腰膝酸软、四肢无力等症的辅助食疗。

首乌山楂汤

【材料】

何首乌30克，山楂20克，红糖少许。

【操作】

何首乌、山楂分别拣洗干净，切成薄片，同时放入砂锅中加水浓煎2次，每次30分钟，合并两次滤汁，再入砂锅浓煎至300毫升即成。服时加少许红糖调味。

【功效】

补益肝肾，滋阴养血，降脂降压。主治各种类型的高脂血症，对老年人肝肾阴虚、阴虚阳亢型高脂血症尤为适用。

菊茉鸡汤

【材料】

菊花30克，茉莉花5克，鸡汤1碗，调料适量。

【操作】

菊花、茉莉花择净。将鸡汤煮沸后，下调味品再煮沸，下菊花、茉莉花，再煮一二沸即成。

【功效】

清热平肝，养阴补肾。适用于阴虚内热所致的头目眩晕、手足心热、眼目干涩、视物模糊及青光眼、结膜炎等。

香菇豆腐汤

【材料】

干香菇25克，豆腐400克，鲜竹笋丝60克，素油、麻油、味精、精盐、胡椒粉、葱花、湿淀粉各适量。

【操作】

将干香菇洗净，用温水浸发，去蒂后切成丝。豆腐划成小块。锅置火上，下素油烧热，投入鲜竹笋丝略炒盛出。将浸香菇的水和清水适量倒入锅内煮沸，投入香菇丝、鲜竹笋丝、豆腐块、葱花煮沸，加入精盐、胡椒粉，用湿淀粉勾芡，起锅后淋上麻油即成。

【功效】

益胃健脾，补虚损。适用于高脂血症、高血压症、肥胖症、贫血、缺钙、病后体虚等症的辅助食疗。

牛奶香菇丝汤

【材料】

新鲜牛奶 200 克，水发香菇丝 60 克，陈皮、白术各 10 克，红枣 15 克，白糖少许。

【操作】

前 3 味水煎取汁，入红枣煮软，再加牛奶、白糖和匀煮沸即可。

【功效】

益气健脾，去脂降压。适用于脾气虚型高脂血患者。

凤尾菇豆腐汤

【材料】

鲜凤尾菇 100 克，豆腐（块）200 克，精盐、味精、葱花、香菜末、鲜汤、素油各适量。

【操作】

将凤尾菇去杂质后洗净，撕成薄片；豆腐洗净后切成小块。炒锅加油浇热，放入凤尾菇煸炒片刻，加入鲜汤、豆腐块、精盐烧煮至凤尾菇、豆腐入味，撒上味精、香菜末、葱花即成。

【功效】

祛脂减肥，补中益气，健脾养胃。适用于高脂血症、肥胖症、高血压症、冠心病、糖尿病等症的辅助食疗。

腐竹菜花瘦肉汤

【材料】

菜花块 200 克，水发腐竹段 150 克，瘦猪肉片 60 克，水发香菇、水发黑木耳各 30 克，料酒、葱花、姜丝、盐、味精、湿淀粉、花生油各适量。

【操作】

将花生油入锅烧至七成热，放入葱、姜煸香，入用调料拌和的肉片煸炒至熟，盛入盘中，待用。再烧热留有底油的油锅，入菜花烧片刻，加入腐竹、香菇、黑木耳，翻炒至熟，加入肉片和匀稍煮即可。

【功效】

补脾益肾，去脂降压。适用于各种类型的高脂血患者。

鱼头冬菇汤

【材料】

鲢鱼头 1 个，冬菇、肥肉、黄瓜及调味品各适量。

【操作】

鱼头切为两半，放入葱、姜、料酒腌 2 小时。肥肉洗净，切片。冬菇洗净，撕块。黄瓜洗净，切丝。把肥肉片、鱼头、冬菇同放盆中，加清水、食盐适量，上笼蒸 30 分钟左右，再放入黄瓜丝、葱花、香菜、味精、姜末、香油即成。

【功效】

健脾益肾。适用于脑动脉硬化、老年性痴呆、脑萎缩等。

虫草冬菇瘦肉汤

【材料】

虫草 2 克，冬菇 50 克，瘦肉 100 克，调料适量。

【操作】

将冬菇发开，洗净，切丝；瘦肉洗净，切丝，勾芡；锅中放入植物油适量，烧热后下肉丝爆炒，而后下冬菇、虫草、胡椒面及清水适量闷煮，待熟后，加精盐、味精调味服食。

【功效】

温肾健脾，开胃消脂。

玉米须豆腐汤

【材料】

玉米须 100 克，豆腐 300 克，水发香菇 50 克，精盐、味精各适量。

【操作】

玉米须洗净煮汤取汁。豆腐切成小块，香菇洗净切成丝，一起放入玉米须汤汁中煨煮约 10 分钟，再加味精、精盐等调味品而成。

【功效】

清热利水，降脂平肝。适用于各型高脂血症，尤对高脂血症伴发高血压病、水肿、黄疸者适用。

芹菜大枣降压汤

【材料】

芹菜 500 克，红枣 120 克。

【操作】

芹菜洗净切碎，大枣洗净，加水适量共煮汤。

【功效】

清热平肝，利尿除湿，养血安神。适宜于高血压病人食用，也可用于高血脂、冠心病、膀胱炎者。

马齿苋绿豆汤

【材料】

新鲜马齿苋 250 克，绿豆 150 克，红枣 15 枚。

【操作】

1. 将鲜马齿苋除杂洗净，切成 3 厘米左右小节。

2. 洗净绿豆、红枣，放入砂锅内，加足量水浸泡 30 分钟后，用武火煮沸，再改用文火煨煮 1 小时，然后放入马齿苋段，继续用文火煨煮至绿豆酥烂即成。

【功效】

补虚通脉，清热化湿，化瘀降脂。适用于各种类型的高脂血症。对湿热内蕴型高脂血症患者尤为适用。

萝卜酸梅汤

【材料】

新鲜萝卜 250 克，酸梅 2 枚，精盐适量。

【操作】

萝卜洗净后切薄片，与酸梅同入锅内，加水 3 碗煎至 1 碗半，食盐调味，去渣即成。

【功效】

宽中行气，消滞化痰，下气生津。适用于高脂血症、肥胖症、饮食积滞、进食过饱引起的胸闷、腹胀、烧心、肋痛、烦躁、气逆及反胃噎隔等症的辅助食疗。

番茄汤

【材料】

成熟番茄 150 克，海带、香菇、木耳各 15 克，植物油、精盐、味精、五香粉、葱、姜各少许。

【操作】

海带放入清水内泡 6 小时，将斑块及沙质洗净后切成眼片（即菱形片）状，备用。香菇、木耳泡发洗净后，木耳切成丝，香菇切成小片备用。番茄洗净去蒂切成片。锅内放入植物油少许，大火烧至七成热，加入葱花、姜末煸炒出香味，加入番茄片焖透，再加入清汤（或清水）适量煮沸，投入海带片、木耳丝、香菇片，改用小火煨煮 15 分钟，再加入精盐、味精、五香粉，淋入麻油少许即成。

【功效】

益气补虚，通脉散瘀，降低血脂。适用于各种类型的高脂血症患者。

冬瓜排骨汤

【材料】

冬瓜 250 克，猪排骨 150 克，香油、葱、姜、花椒、食盐、味精各适量。

【操作】

冬瓜去皮，洗净，切块。猪排骨洗净，剁块。葱洗净，切段。生姜洗净，切片。花椒研细。

将猪排骨放入锅中，加清水适量煮沸后，去浮沫，下冬瓜及葱、姜、椒等调味品，煮至排骨、冬瓜熟后，下食盐，味精，再煮一二沸即成，最后淋上香油。

【功效】

此汤清淡宜人，具有清热解毒、利湿化滞、降脂降压、通利小便之功效。适用于湿热内盛所致的饮食积滞、大便溏泻、小便短黄、头目眩晕等。

荠菜马齿苋汤

【材料】

鲜荠菜、鲜马齿苋各 100 克。

【操作】

鲜荠菜、马齿苋分别拣杂洗净，切成小段，放入砂锅中，加水适量同煮，用中火煨煮 20 分钟即成。

【功效】

清热解毒，散瘀降脂。适用于各种类型的高脂血症患者。

银耳山楂汤

【材料】

银耳 20 克，山楂片 40 克，白糖适量。

【操作】

银耳发开，择洗干净，放入锅中，加清水适量，煮至银耳烂熟后，下山楂片及白糖，再煮一二沸即成。

【功效】

活血祛瘀，化痰降浊，滋养肌肤。适用于冠心病心绞痛、血虚痛经、秋燥肌肤不仁等。

姜黄海带萝卜汤

【材料】

姜黄 3 克，海带 10 克，萝卜、粟米各 100 克，精盐、味精、葱花、姜末各少许。

【操作】

姜黄洗净，晒干或烘干，切碎并研成细末，备用。海带浸泡软后，洗净，切成细丝状，备用。萝卜洗净，削去外皮，切成细萝卜条，备用。粟米淘洗干净入锅，加入适量水，放入萝卜条大火煮沸后，加海带丝，改小火煨煮至粟米酥烂，再放入葱花、姜末、精盐、味精、姜黄拌和均匀即成。

【功效】

清热解毒，消食导滞，散瘀降脂。主治各种类型的高脂血症，对中老年湿热内蕴、气血瘀滞型高脂血症患者尤为适用。

金针木耳汤

【材料】

金针（黄花菜）、黑木耳、豆腐、黄豆芽各适量，盐、素油、味精各少许。

【操作】

将金针、黑木耳、豆腐、黄豆芽分别洗净，放入锅中，加适量水煮汤，待熟后加调料即成。

【功效】

健脾补血，清热通便。适用于高血脂、动脉硬化、水肿、贫血等症。

鲍鱼决明汤

【材料】

鲍鱼、石决明（打碎）、枸杞子各30克，菊花10克。

【操作】

将全部原料同入锅内，加适量水煎汤。

【功效】

补肝益精明目。适用于高脂血症、肝虚目暗、视物昏花、眼干目涩等症的辅助食疗。

黄精大枣汤

【材料】

黄精10克，大枣10枚。

【操作】

黄精洗净，切细。大枣去核。将黄精、大枣同放锅中，加清水适量，文火煮熟，饮汤，嚼食黄精、大枣。

【功效】

补益脾肺，祛脂化浊。适用于脾肺气虚所致的咳嗽气短、乏力等。

鲤鱼山楂蛋汤

【材料】

鲤鱼一条，面粉 150 克，山楂片 25 克，鸡蛋 1 个，料酒、葱段、姜片、精盐、白糖各适量。

【操作】

1. 鲤鱼除杂洗净切块，加入料酒、精盐腌渍 15 分钟。

2. 面粉加入清水和白糖适量，磕入鸡蛋搅拌成面糊；将鱼块放入面糊中浸透，捞出后沾上干面粉，放入爆过姜片的温油锅中翻煎 3 分钟捞起。

3. 山楂片加入少量水，上火使之溶化，加入调料及面粉糊少量，制成芡汁水，倒入煎好的鱼块中煨煮 15 分钟，撒上葱段、味精即可。

【功效】

补脾健胃，利水降脂。适用于高血脂及冠心病、食欲不振、面身浮肿等。

香菇粉丝汤

【材料】

粉丝 100 克，鲜香菇 50 克，猪瘦肉 100 克，熟猪油 25 克，精盐 10 克，味精 1.5 克，酱油 25 克，葱花 25 克，湿淀粉 10 克，胡椒粉 1 克。

【操作】

香菇剪去杂质，洗净，大朵的切成菱形，小朵不切，猪瘦肉切成丝，炒锅放在旺火上，加猪油烧热，投入香菇片煸炒，再放入清水，煮沸后，把粉丝、肉丝投入锅内，用手勺扒散，待烧沸后，加精盐、酱油、味精、胡椒粉，用湿淀粉勾芡，盛入汤碗中，撒上葱花即成。

【功效】

补中益气，降脂，抗癌。适用于高血脂症、胃下垂。

白萝卜海带汤

【材料】

鲜白萝卜 250 克，海带 20 克，蒲黄 10 克，精盐、味精、五香粉、大蒜、麻油各少许。

【操作】

1. 海带用水泡发 12 小时，除掉杂质冲洗干净，切成菱形小片，备用。

2. 白萝卜洗净，削去外皮及叶盖、须根，切成萝卜条，与海带同入锅，加水适量，先用大火煮沸，再加入用纱布包裹的蒲黄，改用小火煨煮半小时，取出纱布包，再继续煨煮至萝卜条酥烂，加味精、精盐、五香粉及大蒜碎末，拌和均匀，再淋入少许麻油即成。

【功效】

清热解毒，化痰去浊，散疲降脂。适用于各种类型的高脂血症。

莲米豆仁汤

【材料】

红枣、莲米各 30 克，绿豆、薏米、豆皮（腐竹）各 60 克，红糖适量。

【操作】

1. 将红枣去核；莲米等泡洗择净；豆皮发开切细。

2. 将以上原料同放锅中，加清水适量，煮至烂熟后用红糖调味服食。

【功效】

清热解毒，祛脂降腻。

海带苡仁蛋汤

【材料】

海带、苡仁各 30 克，鸡蛋 3 个，调料适量。

【操作】

海带洗净，切丝。苡仁淘净。将海带、苡仁同放入高压锅中，加水炖烂备用。锅中放入植物油适量，烧热后打入鸡蛋炒熟，倒入炖烂的海带、苡仁及汤，待沸后调入食盐、味精即成。

【功效】

活血除湿，降脂散结。

核桃仁大豆汤

【材料】

核桃仁 10 个，大豆 300 克，白芨 10 克，大米、白糖各 50 克。

【操作】

1. 先将大豆、白芨同炒熟研粉。

2. 胡桃仁放入碗中，加开水浸泡 5 分钟，而后与泡过的大米混匀，研碎，放入瓷盆中，加入 5 ~ 6 杯水，经过充分浸泡后用纱布过滤，取汁，倒入锅中，加水 3 杯煮沸。

3. 再将大豆、白芨粉放入胡桃液内，加白糖煮成糊状服食，每日食用。

【功效】

通经、益血。

三豆汤

【材料】

绿豆 60 克，赤小豆、白扁豆各 50 克，白糖适量。

【操作】

1. 将绿豆、赤小豆、白扁豆分别洗净入锅，加水煮沸。

2. 改文火煮至豆酥烂，加入白糖调味即可。

【功效】

清热解毒，利水消肿，去脂降压。适用于湿热内蕴型高血脂患者食用。

山楂决明荷叶瘦肉汤

【材料】

猪瘦肉 250 克，山楂、决明子各 30 克，鲜荷叶半张，红枣 4 枚，精盐适量。

【操作】

将山楂、决明子、红枣（去核）洗净；鲜荷叶洗净，切片；猪瘦肉洗净。把全部原料同放入锅内，加适量清水，大火煮沸后，小火煮 2 小时。

【功效】

清肝泄热，消滞和胃。适用于高脂血症属肝阳上亢及头痛而胀、心烦易怒、夜寐不宁、面红口苦、大便干结、脉弦无力等症。也适用于肥胖症。

红花生姜豆腐汤

【材料】

红花 10 克，生姜 3 片，豆腐 500 克，红糖适量。

【操作】

将红花择净，生姜切片，同置锅中，加清水适量煮沸后，下豆腐块煮熟，加红糖调味服食。

【功效】

活血化瘀。适用于气滞血瘀所致的胃脘疼痛，痛处固定不移及慢性肝炎、早期肝硬化、脂肪肝、高脂血症。

绿豆葫芦汤

【材料】

绿豆 100 克，葫芦壳、冬瓜皮、西瓜皮各 30 克，白糖适量。

【操作】

1. 将葫芦壳、冬瓜皮、西瓜皮洗净切碎，水煎取汁，入绿豆煮沸。
2. 改文火煮至豆酥烂，加入白糖调味即可。

【功效】

清热解毒，利水消肿，去脂降压。适于湿热内蕴型高血脂患者食用。

红枣木耳瘦肉汤

【材料】

红枣 20 枚，黑木耳 30 克，猪瘦肉 250 克。

【操作】

1. 将大枣去核，木耳泡开洗净，猪肉洗净，切片，淀粉勾芡。

2. 将枣、木耳文火煲沸 20 分钟后下肉片，煲至肉熟，调味服食。

【功效】

活血润燥，洁肤除斑。

山楂黄芪汤

【材料】

山楂、黄芪、莱菔子、肉苁蓉各 30 克，何首乌、泽泻各 20 克，白术各 15 克。

【操作】

将以上原料洗净，置药罐中，加冷水适量浸泡半个小时后，水煎取汁。每天饭前饮药汤 1 碗，再进食。

【功效】

益气养血，利水渗湿，消脂减肥。适用于肥胖症及营养不良性水肿。

嫩豆腐蘑菇汤

【材料】

嫩豆腐块 500 克，高汤 500 克，鲜蘑菇片 100 克，枸杞子、熟笋片各 20 克，葱花、姜丝、盐、味精各少许。

【操作】

将各味入砂锅，加水没过豆腐面，武火煮沸，改文火煮至汤及食物入味即成。

【功效】

健脾利水，去脂降压。适用于脾虚湿盛型高脂血症。

荷叶山楂汤

【材料】

荷叶 1 张，山楂 30 克，香蕉 200 克，冰糖 10 克。

【操作】

将荷叶洗净，切成小片；香蕉去皮，切成小块；山楂洗净。将荷叶、香蕉、山楂同放入锅中，加适量清水共煎汤，加冰糖调味即成。

【功效】

清热散瘀，健脾消积，化痰，通脉。适用于高脂血症、肥胖症、消化不良、高血压病、冠心病等症的辅助食疗。也适用于青春少女面部痤疮的治疗。

双菇竹荪汤

【材料】

水发竹荪、绿叶菜、番茄各 50 克，水发香菇、蘑菇各 40 克，鲜汤、精盐、味精、姜末、麻油、素油各适量。

【操作】

将竹荪洗净，剪去两头，切成斜方块。蘑菇洗净，切成片。水发香菇洗净，切成片。番茄去皮后切片，绿叶菜洗净后切段。炒锅置火上，放素油烧至五成热，加入鲜汤、香菇片、蘑菇片、竹荪块、番茄片，烧沸后再加精盐、味精、姜末，待汤汁沸后投入菜叶，再烧片刻，淋上麻油，装入大汤碗即成。

【功效】

健肌润肤，抗老防衰。适用于高脂血症、高血压病、冠心病、动脉硬化、肥胖症及身体虚弱等症的辅助食疗。

银耳清汤

【材料】

银耳（白木耳）20 克，鸡汤 7 杯，盐、胡椒各适量。

【操作】

用水洗净银耳，除去杂质及蒂头，用水泡 6 小时，再于热水中浸泡 2 小时，银耳可以膨胀到七八倍大。鸡骨头二副，洗净，用刀背压碎，切块，加入葱、生姜入深锅中，用小火熬煮。加入少量的酒，放微冷，再用布过滤，除去油脂，即成清汤。银耳加入清汤七杯，用小火煮 20 分钟（不需煮太久，放入电饭锅中蒸亦可），加入盐、胡椒，即可食用。

【功效】

滋润肌肤，降压，降脂。

竹笋鲫鱼汤

【材料】

鲫鱼 500 克，鲜竹笋 100 克，盐、味精各适量。

【操作】

1. 将鲫鱼去鳞及内脏，洗净；鲜竹笋洗净，切片。

2. 将鲫鱼、笋片放入锅内，加入适量清水，用武火烧开，撇净浮沫，改用小火，煮熟后加盐和味精即成。

【功效】

利水消肿，益气健脾。适用于中老年性高脂血症。

海参干贝汤

【材料】

海参 2 条，干贝 2 个，海带 12 克，夏枯草 12 克。

【操作】

将海参洗净，用热水浸一夜。浸软后纵切，去肠洗净。放姜、葱少许在盛水锅中，把海参煮至变软后取出斜切。干贝也要用热水浸一夜，海带洗净去沙切细。海参、海带和干贝一起放入锅内，用 7 碗清水，以慢火煮成 3 碗半。夏枯草另用一碗水煮成半碗，倒入海参干贝汤内，调味即可。

【功效】

平肝降压，降脂。适用于高血压、高脂血症。

南瓜绿豆汤

【材料】

南瓜 450 克，绿豆 200 克，薏苡仁 30 克，山药 50 克，精盐、味精各适量。

【操作】

将南瓜洗净，去中间部、籽后切成块；山药洗净切成片。将南瓜块、山药片与洗净的绿豆、薏苡仁同时放入锅中，加适量清水，用大火烧开后转用小火慢炖至绿豆酥烂，加入精盐、味精调味即成。

【功效】

减肥降脂，强身健体。适用于高脂血症、糖尿病、肥胖症等症的辅助食疗。

冬瓜海带汤

【材料】

冬瓜 100 克，海带 30 克，薏仁 10 克，白糖适量。

【操作】

海带洗净，切丝。冬瓜去皮，洗净，切块。将三者同放锅中，加清水适量，同炖至烂熟后，加白糖调食。每日 1 剂。

【功效】

清热利湿。适用于暑湿感冒、小儿夏季热、慢性肾炎水肿、慢性肾盂肾炎水肿、肾病综合征水肿和淋巴结炎、单纯性甲状腺肿大等。

芹菜金针菇猪蹄汤

【材料】

香芹、金针菇各 300 克，猪蹄 200 克，红萝卜 1 个，生姜 1 片，盐适量。

【操作】

1. 将香芹去叶洗净切段；红萝卜洗净去皮切片；金针菇、猪蹄分别洗净。

2. 瓦煲内加入清水烧沸，放入胡萝卜片、猪蹄及姜片，改用中火煲 90 分钟，放入香芹和金针菇烧沸，加盐调味即可。

【功效】

清热解毒，降脂降压，利尿减肥。适用于高血脂、高血压、肥胖症等。

金针菇豆芽汤

【材料】

金针菇25克，豆芽100克。

【操作】

洗净后常法煮汤。

【功效】

降脂，健胃。适用于高脂血症、脂肪肝、慢性胃炎、食欲不振、动脉硬化。

芝麻枸菊汤

【材料】

黑芝麻、枸杞子、何首乌各15克，杭菊花9克。

【操作】

将黑芝麻淘洗干净，与洗净的枸杞子、何首乌、杭菊花同时放入砂锅中，加水适量煎汤。

【功效】

补益肝肾，滋阴养血，强壮筋骨，抗老延年。适用于高脂血症、须发早白、头晕眼花、视物不清、冠心病、高血压病、肥胖症、腰膝酸软、四肢无力等症的辅助食疗。

冬瓜苡仁汤

【材料】

冬瓜500克，苡仁30克，绿豆50克，鲜荷叶60克，金银花15克，调料适量。

【操作】

绿豆用清水浸泡半日。冬瓜去皮，切块。金银花、鲜荷叶切碎。将绿豆、冬瓜等同放砂锅中炖沸后，下葱、姜、蒜、椒等，待熟时加食盐、味精、猪油适量调味饮服。每日1剂。

【功效】

清热利湿。适用于暑湿感冒、小儿夏季热、慢性肾炎水肿、慢性肾盂肾炎水肿等。

绿豆佛手汤

【材料】

绿豆100克，炙姜黄10克，佛手花5克，蜂蜜适量。

【操作】

1. 炙姜黄、佛手花水煎取汁，待用。

2. 将绿豆洗净入锅，加水煮沸，改用文火煮至豆酥烂，加入药汁煮沸。

3. 待离火稍凉后，加入蜂蜜调味即成。

【功效】

清热解毒，理气活血，去脂降压。适于气血瘀滞型高血脂患者食用。

茶叶乌梅汤

【材料】

茶叶 6 克，乌梅 12 克。

【操作】

煎汤取汁。

【功效】

解毒利尿，收敛止泻，降脂，利胆。适用于痢疾、腹泻不止、胆囊炎、胆石症、高脂血症。

黄精鸡蛋汤

【材料】

黄精 20 克，鸡蛋 3 个。

【操作】

黄精洗净，切细。将黄精、鸡蛋同放锅中，加清水适量，文火煮至鸡蛋熟后，去壳再煮 5 ~ 10 分钟，食蛋饮汤嚼食黄精。每日 1 剂。

【功效】

养血化瘀，祛脂降浊。适用于脾气虚血瘀所致的痛经、胸痛、高脂血症等。

冬瓜豆腐汤

【材料】

高汤 500 克，豆腐块 200 克，冬瓜片 100 克，去皮荸荠片、水发香菇片各 50 克，茯苓末 10 克，葱花、姜丝、盐、味精、素油各适量。

【操作】

1. 将素油入锅，烧至七成热时，加入葱、姜煸香，入冬瓜、荸荠、水发香菇煸炒一会儿。

2. 加入高汤及适量水煮沸，加入豆腐、茯苓、盐、味精和匀煮沸，煮至入味即可。

【功效】

清热利水，补中益气，去脂降压。适于湿热内蕴型高血脂患者食用。

海藻昆布汤

【材料】

海藻、昆布各 30 克，木耳 15 克，黄豆 200 克，调料适量。

【操作】

将海藻、昆布、木耳、黄豆去杂洗净，同放入锅中炖煮，加少量调料调味。

【功效】

祛脂降压。适用于高脂血症、高血压病、冠心病等症的辅助食疗。此汤寒性大，不宜每天食用。

虾米竹荪汤

【材料】

竹荪 50 克，虾米 15 克，银耳、黑木耳各 100 克，料酒、葱花、姜丝、盐、味精、五香粉、麻油各少许。

【操作】

1. 将竹荪用水泡发后洗净，剖开切成丝，待用。

2. 将银耳、黑木耳水发后洗净，撕成小片，待用。

3. 把虾米洗净，放入碗中，加料酒、葱姜浸泡一会，待用。

4. 锅中加适量水煮沸，放入其余各味和匀煮沸，改文火煮 20 分钟至银耳酥软即可。

【功效】

补肺益肾，利湿化痰，去脂降压。适用于各种类型的高脂血症。

龟肉百合汤

【材料】

水龟（生于淡水中的龟）1000 克左右，百合 125 克，料酒 10 毫升，精盐、味精适量。

【操作】

将龟宰杀，取肉洗净切块，下入锅中加水适量烧开，入黄酒、精盐，再慢煨 2 小时，倒入百合再慢煨 2 小时，直至龟肉酥烂离火。

【功效】

补益肺肾，宁心安神，降脂。适用于肺肾亏损型肺结核、失眠、高脂血症。

苜蓿茵陈汤

【材料】

苜蓿 15 克，茵陈 15 克。

【操作】

加水煎。

【功效】

除湿退黄，降脂。适用于黄疸型肝炎、脂肪肝、高脂血症。

鸡苁蛋汤

【材料】

鸡苁100克，鸡蛋2个，调味品。

【操作】

鲜鸡苁去菌盖洗净切块，鸡蛋留白去黄搅拌均匀。常法煮成鸡苁蛋汤，稍加盐、味精等调味。

【功效】

降脂，润肺，通便。适用于高脂血症、习惯性便秘、肠癌、慢性支气管炎、贫血。

冬瓜二菇汤

【材料】

冬瓜片300克，鲜蘑菇片150克，水发香菇片60克，银杏肉、大枣各10枚，葱花、姜丝、盐、味精、麻油各少许。

【操作】

将冬瓜片、银杏、大枣放入砂锅中，加适量水煮沸，改文火煮至冬瓜酥软，放入其余各味和匀煮沸，改文火煮10分钟至入味即可。

【功效】

清热利湿，利水消肿。适用于湿热内蕴型高脂血症。

兔肉紫菜豆腐汤

【材料】

兔肉 60 克，紫菜 30 克，豆腐 50 克，精盐、黄酒、干淀粉、葱花各适量。

【操作】

将紫菜撕为小片，洗净后放入小碗中；兔肉洗净，切成薄片，加精盐、黄酒、干淀粉拌匀；豆腐搅碎。锅中倒入清水 500 毫升，加入豆腐和精盐少量，中火烧开后倒入兔肉片，煮 5 分钟，放入葱花，立即起锅，倒入紫菜，拌匀即成。

【功效】

清热利水、化痰软坚，降低血脂。适用于高脂血症、动脉硬化、肥胖症、高血压病、冠心病等症的辅助食疗。

蘑菇汤

【材料】

鲜蘑菇 300 克，芹菜 100 克，鲜奶油 80 克，面粉 50 克，黄油 25 克，白兰地酒 15 克，盐 5 克，胡椒粉 2 克，鲜汤适量。

【操作】

1. 将鲜蘑菇去蒂和杂质，洗净控水；芹菜择洗干净，切成碎末。

2. 将炒锅置于火上，倒入鲜汤，用武火将汤烧开后，放入鲜蘑菇，再烧开，煮 10 分钟左右至蘑菇嫩熟、汤味芳香时，停火，捞出蘑菇，凉凉，切成薄片。

3. 锅重新置火上，放入黄油烧至六成热，下入面粉炒散，改用文火焙炒，炒至面粉微黄、溢出香味时，倒入蘑菇汤，边倒边用手勺搅动，搅至稀稠适度时，加入白兰地酒、盐、鲜奶油、胡椒粉、芹菜末和一半蘑菇片，再烧 2～3 分钟即成，分份盛入汤盘，另一半蘑菇片分别摆放在汤盘边上。

【功效】

降血压，降血糖。适用于各种类型的高脂血症。

番茄豆浆汤

【材料】

成熟西红柿 300 克，豆浆 200 毫升，白糖、蜂蜜各适量。

【操作】

将西红柿去蒂洗净，切成小块，入家用果汁机中绞碎，用干净纱布滤汁，与豆浆一起入锅和匀，煮沸煮熟，稍凉，加入白糖、蜂蜜调味即成。

【功效】

平肝补虚，去脂降压。适用于各型高血脂患者。

番茄海带双菇汤

【材料】

成熟番茄 200 克，海带、香菇、黑木耳各 15 克，葱花、姜丝、盐、味精、五香粉、素油各适量。

【操作】

1. 将番茄洗净去蒂，切成片，待用。

2. 海带、香菇、黑木耳温水泡发后洗净，切撕成条片，待用。

3. 将素油入锅烧至七成热时，入葱、姜煸香，入番茄片煸透，加入清汤适量煮沸。

4. 投入海带、香菇、木耳和匀煮沸，改小火煮 10 分钟，加入调味品调味即成。

【功效】

益气补虚，通脉散瘀，去脂降压。适于各型高血脂患者食用。

银杏叶红枣绿豆汤

【材料】

鲜银杏叶 30 克或干品 10 克，红枣 20 克，绿豆 60 克，白糖适量。

【操作】

将鲜银杏叶洗净后切碎，备用。红枣用温水浸泡片刻，洗净备用。绿豆去杂，洗净后沥干；将碎银杏叶倒入小砂锅中，加水 1000 毫升，用小火烧沸 20 分钟后去渣取汁，与红枣和绿豆同倒入砂锅内，加入白糖适量，继续煮约 1 小时，直至绿豆酥烂，离火即成。

【功效】

养心气，补心血，通脉，降压降脂，消暑解毒。适用于高脂血症、肥胖症、高血压病、冠心病等症的辅助食疗。

笋干冬瓜海蜇汤

【材料】

冬瓜 500 克，海蜇皮 300 克，竹笋干 100 克，生姜 2 片，盐适量。

【操作】

1. 竹笋干浸泡洗净，冬瓜洗净切厚片（保留皮、瓤、仁），海蜇皮浸透洗净切块。

2. 炒锅倒入清水烧沸，放入笋干、冬瓜和姜片，用中火煲 3 小时，放入海蜇皮稍沸，加盐调味即成。

【功效】

清热除痰，利尿去湿。适用于各种类型的高脂血症。

杞子鸽蛋汤

【材料】

鸽蛋 2 个，枸杞子 15 克，白糖适量。

【操作】

枸杞子择洗干净。鸽蛋煮熟去壳，同枸杞子共放碗中，加清水适量，蒸熟，加白糖调味服食。每日 1 剂。

【功效】

养心益肾，降脂祛腻。适用于心肾不交所致的失眠、多梦等。

鲜藕黄精排骨汤

【材料】

鲜藕 300 克，猪大排 500 克，黄精 15 克，调料适量。

【操作】

鲜藕洗净，去外皮，切条。猪大排洗净，斩成如藕条大小的块。将鲜藕、猪排同放碗中，加黄精、葱、姜、椒、盐、米醋、料酒及清汤少许（鸡汤、肉汤、排骨汤均可），将碗置锅中，武火烧沸后，转文火煨炖约 3 小时，加味精调味服食。

【功效】

补中益气，强筋壮骨。适用于骨质疏松症、白细胞下降等。

猕猴桃绿豆汤

【材料】

猕猴桃 1 个，绿豆 50 克。

【操作】

绿豆先加水煮熟，加入猕猴桃（先切成 7 ~ 8 块），再稍煮。

【功效】

降脂，消暑，清热，降压。适用于高脂血症、高血压、暑热、动脉硬化、慢性肝病、脂肪肝。

平菇蛋汤

【材料】

鲜平菇 250 克，青菜心 50 克，鸡蛋 3 个，植物油、绍酒、盐、酱油、鸡精各适量。

【操作】

1. 鲜平菇洗净，撕薄片，在沸水中略烫一下，捞出待用；将鸡蛋磕入碗中，加绍酒、盐搅匀；青菜心洗净，切段。

2. 将炒锅置于火上，倒入油烧热，下青菜心煸炒，放入平菇，加入适量水、鸡精烧开，加盐、酱油，倒入鸡蛋液，再烧开即成。

【功效】

降低血脂，防止动脉粥样硬化。适用于各种类型的高脂血症。

金龟鸭肉汤

【材料】

金龟、白鸭各 1 只，鲜荷叶 1 张，扁豆花 5 朵，调料适量。

【操作】

金龟去肠杂，剁为 4 块。白鸭去毛杂，洗净，切块。将金龟、鸭肉、荷叶等同放锅中，加清水适量煮沸后，调入葱、姜、料酒、苏叶、荆芥适量，文火炖至烂熟后，放入扁豆花、食盐、味精等，再煮一二沸服食。

【功效】

清利湿热。适用于湿热内盛所致的胁肋胀痛、口苦、口气臭秽、呕恶腹胀、大便不调、小便短赤，或阴囊湿疹，或睾丸肿胀疼痛，或带下黄臭、外阴瘙痒，舌苔黄腻，脉弦数等。

核桃人参汤

【材料】

核桃仁 25 克，人参 6 克，生姜 3 片，冰糖少许。

【操作】

将核桃仁、人参、生姜共入砂锅中，加水适量，煎汁 1 碗。去参、姜，加入冰糖稍炖即成。

【功效】

大补元气，补脾益肺，宁神益智，生津止渴，降脂。适用于气短心慌、食少乏力、支气管炎、神经衰弱、健忘等。

杞叶猪肝羹

【材料】

枸杞苗 250 克，猪肝 100 克，调料适量。

【操作】

将枸杞苗洗净；猪肝洗净，切片，勾芡；锅中放入植物油烧热后，下猪肝煸炒至变色，下枸杞苗及葱、姜、精盐等，炒熟服食，每日 1 剂。

【功效】

补肝明目。

决明核桃芝麻羹

【材料】

决明子、核桃、黑芝麻各 30 克，薏苡仁 50 克，红糖 10 克。

【操作】

先将决明子、黑芝麻拣洗干净，晒干或烘干，把决明子碾碎，与黑芝麻同入锅中，微火翻炒出香味，趁热研成细末，备用。核桃仁拣洗干净，晾干后研成粗末，待用。薏苡仁淘洗干净，放入砂锅内，加水适量，大火煮沸后，改用小火煮成稀黏糊状，加入红糖、核桃仁粗末，拌和均匀，再调入决明子、黑芝麻细末，小火煨煮成羹即成。

【功效】

补益肝肾，滋阴降脂。适用于各种类型的高脂血症，对中老年人肝肾阴虚型高脂血症患者尤为适宜。

麦麸山楂羹

【材料】

粟米粉 100 克，麦麸、糯米粉、茯苓粉各 50 克，山楂 30 克，红糖 20 克。

【操作】

将山楂洗净去核，切碎，晒干或烘干，与麦麸一起研为细末，再与茯苓粉、粟米粉、糯米粉、红糖一起拌匀，加水适量，用竹筷子搅拌成粗粉粒状，分别装入八个粉糕模具内，轻轻摇实，放入笼屉，用大火蒸半小时，粉糕蒸熟后取出即可食用。

【功效】

养心益肾，补虚养血，散瘀降脂。适用于各种类型的高脂血症。

沙棘银耳羹

【材料】

沙棘果 10 克，银耳 15 克，生甘草 2 克。

【操作】

沙棘果压碎，银耳泡发，生甘草切小片，加水同煮，成羹状即可。

【功效】

降脂，抗癌。适用于高脂血症、肿瘤。

荠菜首乌姜枣羹

【材料】

鲜荠菜200克，生首乌粉60克，生姜10克，红枣20枚，湿淀粉、红糖各适量。

【操作】

先将荠菜拣杂，洗净，连同根、茎、叶一起切碎，剁成荠菜糊，备用。生姜、红枣洗净，把生姜切碎，红枣去核后与生姜共研成稀糊状，待用。砂锅内放少量水，调入首乌粉，用中火煮沸，加红枣、生姜稀糊，小火煨煮10分钟，混入荠菜糊及红糖，调和均匀，继续小火煨煮5分钟，再用湿淀粉勾兑成羹，即成。

【功效】

滋阴养血，和脾行气，补虚降脂。适用于各种类型的高脂血症，对老年人肝肾阴虚，阴虚阳亢型高脂血症患者尤为适用。

紫菜豌豆羹

【材料】

豌豆100克，紫菜20克，水淀粉、红糖各少许。

【操作】

1. 将豌豆洗净，晾干或烘干，磨成细粉；紫菜用清水漂洗干净。

2. 锅中加适量清水，烧沸后放入豌豆粉煨煮10分钟左右，加紫菜及适量水淀粉，边煨边搅，放入少量红糖，搅拌匀烧沸即成。

【功效】

和中下气，降脂降压。适用于肝肾阴虚型高血脂、高血压病。

木耳红枣羹

【材料】

黑木耳 50 克，红枣 20 枚，红糖 20 克。

【操作】

先将木耳拣杂，用温水泡发，洗净，放入砂锅中，加入洗净的红枣和清水，大火煮沸后，改用小火煨煮 1 小时，待黑木耳、红枣酥烂成糊状，将枣核捞出，加入红糖，拌和均匀，再煨煮至沸即成。

【功效】

益气补血，散瘀降脂。适用于各种类型的高脂血症。

枸杞猪肝羹

【材料】

枸杞苗 250 克，猪肝 100 克，调料适量。

【操作】

1. 将枸杞苗洗净；猪肝洗净，切片，勾芡。

2. 锅中放入植物油烧热后，下猪肝煸炒至变色，下入枸杞苗及葱、姜、精盐等，炒熟服食，每日 1 剂。

【功效】

补肝明目。

海带木耳羹

【材料】

海带、黑木耳各 15 克，瘦猪肉 60 克。

【操作】

海带、黑木耳用水洗净发透。瘦猪肉切成丝，放锅里煮沸，下入海带、黑木耳，加淀粉勾成羹，加味精少许即可。

【功效】

抗癌，降脂。适用于消化道肿瘤、高血压、冠心病、甲状腺肿大、高血脂症。

银耳蛋羹

【材料】

银耳 5 克，鸡蛋清 1 个，冰糖 60 克，素油适量。

【操作】

将银耳用清水泡发，洗净，去蒂，撕成小块，放入锅中，加适量水，在大火上煮沸后用小火继续煮 2 小时；冰糖放入另一锅内，加适量水置火上溶化成汁，取鸡蛋清兑清水搅匀后倒入锅中搅拌，待烧开后撇去浮沫，将糖汁倒入银耳锅内，起锅时加少量素油即可。

【功效】

养阴润肺、益气生津。适用于高脂血症、肺阴虚咳嗽、咯血、高血压病、动脉硬化、肥胖症、失眠等症的辅助食疗。

橘皮山楂桂花羹

【材料】

鲜橘皮 30 克，山楂 50 克，桂花 2 克，白糖 15 克。

【操作】

将新鲜橘皮反复洗净切成小方丁；山楂去核洗净切片；桂花洗净。将橘皮、山楂、桂花一起放入砂锅中，加水适量煮沸，改用小火煨煮

20分钟，调入白糖拌匀即可。

【功效】

活血化瘀，祛湿降压。适于痰浊内蕴型高血压病人食用。

莲子玉米瘦肉羹

【材料】

猪瘦肉90克，莲子30克，玉米60克，发菜6克，生姜4片，湿马蹄粉15克，花生油、精盐各适量。

【操作】

将莲子去芯，用开水烫去外衣；发菜用清水浸过，并用少许花生油擦洗干净；猪瘦肉洗净，切粒；玉米洗净。把莲子与猪瘦肉、生姜放入锅内，加适量清水，大火煮沸后，小火煮约1.5小时至莲子熟，下入玉米、发菜，再煮半小时，调入湿马蹄粉，搅匀，下盐调味。

【功效】

健脾开胃，消痰利水。适用于高脂血症属脾胃气虚及食欲不振、饮食减少、痰多、水肿、形体虚弱等症。

草菇豆腐羹

【材料】

嫩豆腐200克，水面筋50克，草菇100克，竹笋、绿菜叶各50克，素油10克，麻油3克，精盐、味精、生姜末、鲜汤、湿淀粉各适量。

【操作】

将嫩豆腐、面筋、竹笋分别切成小丁。水发草菇去杂洗净，切成小丁。绿菜叶洗净切碎待用。炒锅置于火上，放油烧至八成热，下生姜末炝锅，加入鲜汤、豆腐、草菇、面筋、笋丁，烧一会儿再加精盐、味精。大火烧沸后，加入绿菜叶，烧至主料入味，即用湿淀粉勾稀芡，淋上麻油，出锅即成。

【功效】

护肝养胃、祛脂减肥。适用于高脂血症、各种单纯性肥胖症、慢性肝炎、慢性胃炎的辅助食疗。

银耳蛋奶羹

【材料】

银耳 30 克，鹌鹑蛋 5 只，牛奶 150 克。

【操作】

银耳水发后加水适量，小火焖煮 2 小时，鹌鹑蛋打入碗内搅匀后放入银耳汤中，加上牛奶即可食用。

【功效】

补五脏，益精髓，对脑、心、神经系统疾病有预防作用，延缓衰老，促进精液生成，降脂。适用于高脂血症。

高血脂食疗主食谱

花粉薏米莜麦饼

【材料】

天花粉 30 克（洗净，晒干，研为粗粉），薏苡仁 30 克（洗净，晒干，研为粗粉），粗麦粉100克，莜麦面300克，植物油、麻油、葱花、生姜末、食盐、味精各适量。

【操作】

将粗麦粉、莜麦面、天花粉、薏苡仁粉充分拌匀，放入盆中，加清水适量，调拌成糊状，加植物油、麻油、葱花、生姜末、食盐、味精。平底锅上中火，放入植物油烧至六成热，用小勺将花粉薏米莜麦糊逐个煎成圆饼即成。

【功效】

清热解毒，补虚健脾，降脂降糖。

荷叶肉卷

【材料】

猪瘦肉300克（洗净，切小方块），米粉60克，甜酱18克，姜末6克，蒜末12克，白糖12克，酱油12克，黄酒12克，鲜汤50毫升，大荷叶1张（洗净，切成小片）。

【操作】

将酱油、黄酒、甜酱、白糖、姜末、蒜末调匀，放入猪瘦肉浸渍30分钟，加入米粉、鲜汤拌匀，用荷叶将猪瘦肉包裹好，逐个放入蒸盘内，上笼，用大火蒸1小时，熟后即成。

【功效】

清暑益气，宽中解郁，降脂降压。

豆腐蒸包

【材料】

面粉800克，酵母200克，食碱粉适量，蒸熟的豆腐800克，细粉条40克（泡软后，切细末），油菜60克（洗净，切碎），海米20克（洗净，剁碎），食盐10克，葱末10克，姜末10克，花生油40克。

【操作】

将面粉、酵母放入盆中，加水适量和好，发酵后加食碱粉揉匀，捏成面坯20个。将豆腐、粉条、油菜、海米、食盐、味精、葱末、姜末、花生油搅拌均匀制成馅心，放入面坯内，包成包子，入笼用大火蒸20分钟即成。

【功效】

宽中益气，降脂减肥。

兔肉馄饨

【材料】

净兔肉100克（洗净，剁成细末），味精、葱花、淀粉各适量，食盐少许，鸡蛋1个，面粉250克。

【操作】

将兔肉、食盐、味精、葱花、淀粉、鸡蛋拌匀。将面粉加水适量，揉成面团，擀成薄片，切成5厘米见方的小片，按常规包成馄饨，放入沸水锅内煮3分钟即成。

【功效】

补中益气，凉血解毒。

荷叶粉蒸肉

【材料】

五花猪肉500克，鲜荷叶2大张，粳米、食盐、料酒、酱油、白糖、桂皮、荷香、丁香、葱、姜、香油各适量。

【操作】

1. 猪肉刮净，切成长约 7 厘米的肉块 10 块，放在碗内加酱油、香料（用量一半）、料酒、葱、糖、姜搅拌均匀，浸渍半小时。

2. 粳米加香料同入锅中炒至黄熟，去香料，研成粗粉（粉不能细，亦不可以糯米代用，否则粘牙）。

3. 将肉中香料、葱、姜拣出，拌上炒米粉，皮朝下放在碗中，葱、姜、香料放在上面，用旺火蒸约 3 小时至肉酥烂，取出姜、葱及香料。

4. 将鲜荷叶划成 10 张，在开水中泡一泡。冷水换凉，毛面向上平置台上，将刚出笼的熟肉（必须乘热包，不然需延长续蒸时间，造成荷叶变黄）逐一放上，淋上香油，包成 10 包，装盆，再上笼急火蒸 5 分钟左右，待荷叶香味溢出即成。

【功效】

荷叶为减肥保健食品，有明显的降低血脂及胆固醇的作用。适于血脂过高、体肥超重的患者。

高血脂食疗药茶

降脂减肥茶

【材料】

干荷叶 60 克，生山楂、生薏苡仁各 10 克，花生叶 15 克，橘皮 5 克，茶叶 60 克。

【操作】

上药共为细末，沸水冲泡代茶饮。

【功效】

醒脾化湿，降脂减肥。荷叶性味苦平，有降脂消肿和扩张血管作用。山楂酸甘微温，长于降脂消积。药理研究证实，山楂有扩张血管，降低血压、降胆固醇和强心作用。花生叶性味甘平，功在调气化痰，安神降压。茶叶甘苦而凉，清心除烦，消痰利尿。药理研究证实，其可减轻血胆固醇浓度及胆固醇与磷脂比值，并能减轻动脉粥样硬化，配以薏米、橘皮具健脾理气行水之功。全方共成降脂减肥之佳品。适用于高脂血症和单纯性肥胖症。

三花橘皮茶

【材料】

玫瑰花、茉莉花、玳瑁花、荷叶各 60 克，橘皮 10 克。

【操作】

上述成分共为细末，开水冲泡，代茶饮。

【功效】

健脾理气，利湿消脂。方中玫瑰花、茉莉花、玳瑁花、荷叶等可宽胸理气，祛痰逐饮，降脂提神；橘皮理气健脾，燥湿化痰。泡茶常服，其健脾理气、利湿消脂之功极佳。

绞股蓝山楂茶

【材料】

绞股蓝 15 克（洗净，切碎），生山楂 30 克（洗净，切碎）。

【操作】

共入砂锅内，加水煎煮 30 分钟，过滤，去渣取汁即成。

【功效】

益气补脾，消食导滞，活血降脂。

茯苓陈皮姜茶

【材料】

茯苓30克（洗净，切片），陈皮10克（洗净），生姜5片。

【操作】

将茯苓、陈皮、姜片共入砂锅内，加水适量，煎取汁。

【功效】

健脾和胃，化痰降脂。

菊花绿茶

【材料】

杭菊花10克，绿茶3克。

【操作】

将菊花、绿茶放入杯中，用沸水冲泡，10分钟后即成。

【功效】

疏散风热，清热生津，降脂降压。

何首乌绿茶

【材料】

何首乌30克（洗净，切片，晒干，研为粗末），绿茶5克。

【操作】

将何首乌末放入绵纸袋中，封口挂线，与绿茶共投入杯中，用沸水冲泡，加盖，闷15分钟即成。

【功效】

清热生津，滋阴益肾，降脂减肥。

大黄绿茶

【材料】

大黄 30 克（洗净，晒干，研为粗末），绿茶 5 克。

【操作】

将大黄末放入绵纸袋中，封口挂线，与绿茶共投入杯中，用沸水冲泡，10 分钟即成。

【功效】

清热泻火，消积通便，降脂减肥。

泽泻乌龙茶

【材料】

泽泻 15 克（洗净），乌龙茶 3 克。

【操作】

将泽泻加水煮沸 20 分钟，滤取药汁，趁热冲泡乌龙茶，加盖，闷 15 分钟即可。

【功效】

利湿减肥，护肝消脂等。

猕猴桃荷花茶

【材料】

猕猴桃100克（去皮，洗净，榨取汁），鲜荷花1朵（洗净，撕碎），白糖适量。

【操作】

将荷花投入砂锅中，加入清水50毫升，煮沸，滤去渣取汁，加入猕猴桃汁、白糖，搅匀即成。

【功效】

清热止渴，利尿通淋，降压降脂。

夏枯草绿茶

【材料】

夏枯草30克（洗净），绿茶5克。

【操作】

将夏枯草水煎取汁，将绿茶放入杯中，冲入沸夏枯草汁，加盖，闷5～10分钟。

【功效】

清肝明目，利水消肿，降压降脂轻身。

决明子绿茶

【材料】

炒决明子15克，绿茶3克。

【操作】

将决明子、绿茶放入茶杯中，加入沸水，加盖，闷5分钟即成。

【功效】

清肝明目，降脂降压减肥。

香蕉蜂蜜茶

【材料】

香蕉50克（去皮，研泥状），蜂蜜20克。

【操作】

将香蕉泥加入茶水适量，调入蜂蜜搅匀即成。

【功效】

清热润肠，降脂降压。

大黄蜂蜜茶

【材料】

制大黄4克（洗净，晒干，研为极细末），蜂蜜20克。

【操作】

每日2次，每次取制大黄粉2克，倒入杯中，加沸水冲泡，加盖，闷15分钟，加入蜂蜜10克，拌和均匀即成。

【功效】

清热泻火，止血活血，祛瘀降脂等。

益母山楂茶

【材料】

益母草15克（拣去杂质，洗净，切碎），山楂30克（洗净，切薄片），绿茶5克。

【操作】

将益母草、山楂、绿茶同入杯中，用沸水冲泡，加盖，闷15分钟即成。

【功效】

清热化痰，醒脑通脉，活血降脂。

银菊山楂茶

【材料】

金银花10克，甘菊花10克，山楂15克。

【操作】

将金银花、菊花、山楂同入砂锅内，加清水适量，煎3次，滤取汁即成。

【功效】

清热解毒，平肝明目，消食导滞，降压降脂。

双花茶

【材料】

甘菊花3克，槐花3克，绿茶3克。

【操作】

将菊花、槐花、绿茶共入杯中，加入沸水冲泡，加盖，闷 5 分钟即成。

【功效】

清热凉血，降压降脂。

虎杖泽泻茶

【材料】

泽泻 10 克（洗净，切片），虎杖 10 克（洗净，切片），红枣 10 枚（用温水浸泡 30 分钟，去核后连浸泡水同放入大碗中，备用），蜂蜜 20 克。

【操作】

将泽泻、虎杖共入砂锅内，加水浓煎 2 次，每次 30 分钟，合并 2 次滤汁，去渣后，加入红枣及其浸泡液，用小火煨煮 15 分钟，调整煎液至 300 毫升，加入蜂蜜，搅匀即成。

【功效】

清热解毒，补虚养血，祛瘀降脂。

绞股蓝银杏叶茶

【材料】

绞股蓝 15 克（洗净，晒干，研为粗末），银杏叶 15 克（洗净，晒干，研为粗末）。

【操作】

混合均匀，分装入 2 只绵纸袋中，封口挂线。

【功效】

清热化痰，益气降浊，降低血脂等。

降脂茶

【材料】

草决明30克，山楂30克，泽泻30克，绿茶3克。

【操作】

上药研粗末，纱布包，沸水泡饮，每日1换。

【功效】

降脂减肥。适用于高脂血症、肥胖症。

三黄降脂茶

【材料】

姜黄5克（洗净，切片），大黄5克（洗净，切片），蒲黄5克，红枣10枚，蜂蜜20克。

【操作】

将姜黄、大黄、蒲黄共入绵纸袋中，与红枣同入砂锅中，加清水适量，大火煮沸后，再用小火煨煮30分钟，取出药袋，加入蜂蜜即可。

【功效】

清热泻火，活血瘀，益气降脂等。

虫草银杏叶茶

【材料】

冬虫夏草粉3克，银杏叶15克（洗净，晒干，研成粗粉）。

【操作】

将冬虫夏草粉、银杏叶粉充分混合均匀，分装2只绵纸袋中，封口挂线即成。

【功效】

滋阴益肾、化痰定喘、降脂养心。

山楂枸杞茶

【材料】

山楂30克，枸杞子30克（均择洗干净）。

【操作】

将山楂、枸杞子共入茶杯中，冲入沸水，加盖，闷2小时即成。

【功效】

滋阴益肾，降脂降压。

枸杞决明桑菊茶

【材料】

枸杞子5克，决明子3克（炒香），菊花3克，桑叶3克（切细丝）。

【操作】

将枸杞子、决明子、菊花、桑叶共入杯中，加入沸水冲泡，加盖，闷15分钟即成。

【功效】

滋阴养肝，降压降脂。

人参叶绿茶

【材料】

人参叶（干品）2 克（拣去杂质，晒干或烘干），绿茶 5 克。

【操作】

将人参叶、绿茶共研细末，分包为 2 只绵纸袋，封口挂线。

【功效】

益气通脉，活血降脂。

三七绿茶

【材料】

三七 5 克（洗净，晒干，研细末），绿茶 5 克。

【操作】

将三七、绿茶共入杯中，用沸水冲泡，加盖，闷 15 分钟。

【功效】

化瘀活血，理气降脂。

减肥茶

【材料】

甘菊花 3 克，槐花 3 克，绿茶 3 克。

【操作】

将菊花、槐花、绿花共入杯中，加入沸水冲泡，加盖，闷 5 分钟即成。

【功效】

清热凉血，降压降脂。

黑芝麻茶

【材料】

黑芝麻 10 克，绿茶 3 克。

【操作】

将黑芝麻炒熟，研碎，与茶叶混合均匀放入杯中，用沸水冲泡，加盖闷 10 分钟。

【功效】

滋肝补肾，降脂降压。适用于高脂血、高血压、动脉粥样硬化。

核桃仁酸奶茶

【材料】

核桃仁 50 克，酸牛奶（或羊奶）200 毫升。

【操作】

先将核桃仁洗干净，晒干或烘干，研成细末，同酸牛奶放入果汁机中，捣搅 1 分钟即成。

【功效】

补虚通脉，解毒散瘀，降血脂。适合于各种类型的高脂血症患者饮用，对中老年人肝肾阴虚、气血瘀滞型高脂血症患者尤为适用。

麦麸薏米茶

【材料】

薏米仁 60 克，麦麸末 30 克，绿茶 10 克，白糖适量。

【操作】

绿茶水煎取汁，入薏米仁煮沸，改小火煮至粥得，加入麦麸、白糖和匀煮沸成粥即可。

【功效】

清热除烦，健脾祛湿，去脂降压。适于脾虚湿盛型高脂血患者食用。

山楂麦芽茶

【材料】

生山楂 10 克，炒麦芽 10 克。

【操作】

将生山楂拣洗干净，切成片，与炒麦芽同放入砂锅中，加水适量，大火煮沸，后改用小火煨煮 20～30 分钟，将渣滤出，取汁待用。

【功效】

消食健脾，散瘀降脂。适用于各种类型的高脂血症患者饮用，对高脂血症及伤食所致的胃呆腹胀、消化不良等尤为适用。

牛奶茶

【材料】

奶粉 10 克，茶叶 5 克，白糖适量。

【操作】

将奶粉、白糖倒入锅中，加清水 200 毫升，煮沸。将茶叶置入杯中，倒入煮沸的牛奶，浸泡片刻，即可饮用。

【功效】

健脾消食，减肥消脂，提神明目。适用于高血压、高脂血症、脂肪肝、肥胖症等。

麦麸红枣茶

【材料】

麦麸 30 克，红枣 10 枚。

【操作】

将麦麸拣干净，放入炒锅中，微火翻炒至出香味，研成细末，分装 2 个绵纸袋中，封口挂线，备用。将红枣洗净，放入碗中，待用。

【功效】

健脾和血，补虚养血，散瘀降脂。适用于各种类型的高脂血症。

决明子茶

【材料】

决明子、绿茶各 5 克。

【操作】

1. 将决明子用小火炒至有香气溢出时取出，候凉。

2. 将炒好的决明子、绿茶同放入杯中，冲入沸水，浸泡 3 ~ 5 分钟后即可饮服。随饮随续水，直到味淡为止。

【功效】

此茶清凉润喉，口感适宜，具有清热平肝、降脂降压、润肠通便、明目益精之功效。适于高血压、高血脂症、大便秘结、视物模糊等。

豆壳瓜子茶

【材料】

蚕豆壳、冬瓜子各 50 克，绿茶 10 克，白糖适量。

【操作】

1. 蚕豆壳、冬瓜子水煎取汁。

2. 将药汁煮沸，冲入盛有茶叶的杯中。

3. 加盖焖 15 分钟即可。

【功效】

解毒清热，利尿消肿，降压去脂。适于湿热内蕴型高血脂患者食用。

山楂降脂茶

【材料】

鲜山楂 30 克，生槐米 5 克，嫩荷叶 15 克，草决明 10 克，白糖适量。

【操作】

将前 4 味药放入砂锅中煎煮，待鲜山楂煮烂时，用汤勺将山楂碾压碎，再煮 10 分钟左右，滤取煎液，加入白糖即可。

【功效】

化瘀行滞。适用于高脂血症。

纤维茶

【材料】

麦麸200克，豆粒外皮、柏子仁、松子仁各20克，蜂蜜适量。

【操作】

将麦麸、豆粒外皮、柏子仁、松子仁混合炒熟至发出香味后，研为细粉，放入瓷罐内备用。用时，取1平勺，用开水冲好，加蜂蜜调匀即可。

【功效】

降低胆固醇。适用于高脂血症、冠心病、肥胖病、大便秘结等症。

乌龙消脂茶

【材料】

乌龙茶3克，槐角18克，首乌30克，冬瓜皮18克，山楂肉15克。

【操作】

1. 将槐角、首乌、冬瓜皮、山楂肉一起水煎取汁。
2. 以药汁冲泡乌龙茶，频频饮服。

【功效】

消脂减肥。适用于高血脂症、脂肪肝等。

花生茶

【材料】

花生15克，红花1.5克，西瓜子15克，冰糖30克。

【操作】

1. 将西瓜子捣碎，连同花生、红花、冰糖放入锅内。

2. 加水烧开煮半小时。

【功效】

养血，润肺，止咳，降脂。适用于百日咳、高血脂症。

橄榄萝卜茶

【材料】

橄榄250克，萝卜500克。

【操作】

1. 萝卜洗净，切片；橄榄洗净，捣碎。

2. 将二者同入锅中，水煎代茶饮。

【功效】

清肺利咽。适用于上呼吸道感染、流行性感冒、急性咽喉炎、急性扁桃体炎、支气管炎以及饮食积滞、脘腹胀满等。

参叶茶

【材料】

人参叶（干品）2克，绿茶3克。

【操作】

1. 将人参叶洗净，晒干或烘干，与绿茶一起研为细末，分装2个绵纸袋中，封口挂线，备用。

2. 水煎即服。

【功效】

益气通脉，化痰降浊，活血降脂。主治各种类型的高血脂症。

核桃仁酸奶茶

【材料】

核桃仁 50 克，酸牛奶（或羊奶）200 毫升。

【操作】

1. 先将核桃仁洗干净，晒干或烘干。

2. 研成细末，同酸牛奶放入果汁机中捣搅 1 分钟即成。

【功效】

补虚通脉，解毒散瘀，降血脂。适合于各种类型的高血脂症患者饮用，对中老年人肝肾阴虚、气血瘀滞型高血脂症患者尤为适用。

柿叶茶

【材料】

鲜柿叶、蜂蜜各适量。

【操作】

1. 将鲜柿叶洗净，入沸水中略焯，沥干水分，风干后研为细末备用。

2. 每次取柿叶末 3 克，冲入沸水 250 毫升冲泡，候温后滤出汁液，调入蜂蜜拌匀饮服。

【功效】

软化血管，降脂减肥。

枣梨茶

【材料】

红枣 10 枚，雪梨膏 20 毫升。

【操作】

1. 将红枣去核，加清水适量，先泡半小时，文火煮至枣烂熟。

2. 将雪梨膏调入红枣汤中，调匀作茶饮服。

【功效】

润肺护肤，降脂化浊。

荠菜菊花茶

【材料】

干老荠菜全草粗末 30 克，菊花 3 克，蜂蜜适量。

【操作】

1. 将干老荠菜全草粗末、菊花放入杯中。

2. 冲入沸水，加盖闷 15 分钟，加入蜂蜜和匀即可。

【功效】

清理头目，利肝除烦，降压去脂。适于肝火上炎型高血脂患者食用。

虫草银杏叶茶

【材料】

冬虫夏草粉 10 克，银杏叶 15 克。

【操作】

1. 将银杏叶拣、洗干净，晒干或烘干，研成粗粉，与虫草粉充分混合均匀，分装 2 个绵纸袋中，封口挂线，备用。

2. 取适量上品放入锅中，煮沸，饮汁。

【功效】

益肾滋阴，化痰定喘，降脂养心。主治各种类型的高血脂症，对中老年肝肾阴虚、阴虚阳亢、脾虚温盛型高血脂症患者尤为适宜。

海带茶

【材料】

海带、白糖各适量。

【操作】

1. 海带洗净，切丝，浸泡于 200 毫升冷开水中。

2. 连续浸泡数小时后，加入白糖拌匀，即可饮用，饮后可再续水。

【功效】

软坚散结，化痰轻身。适用于高血压、高血脂症、脂肪肝及淋巴结炎、甲状腺肿大、睾丸炎等。

银杏茶

【材料】

银杏叶、白糖适量。

【操作】

1. 选取银杏嫩叶，洗净，晒干，研为细末，每 10 克装为 1 袋。

2. 取银杏茶 1 袋放入茶杯中，冲入沸水，浸泡 3 ~ 5 分钟后饮用，也可调入白糖适量同用。

【功效】

降低血脂，扩张血管。

泽泻虎杖消脂茶

【材料】

泽泻、虎杖各 10 克，红枣 10 枚，蜂蜜 20 克。

【操作】

1. 先将红枣洗净，用温水浸泡 30 分钟，去核后连同浸泡水同入大碗中，备用。

2. 泽泻、虎杖分别洗净，切成饮片，同放入砂锅中，加水浓煎 2 次，每次 30 分钟，将两次煎汁合并再入砂锅中，加入红枣及其浸泡液，用小火煎煮至 300 毫升，对入蜂蜜，拌匀即成。

【功效】

解毒清热，补虚养血，祛疾降脂。主治各种类型的高血脂症。

黑芝麻茶

【材料】

黑芝麻 10 克，绿茶 3 克。

【操作】

1. 将黑芝麻炒熟，研碎，与茶叶混合均匀放入杯中。

2. 用沸水冲泡，加盖焖 10 分钟。

【功效】

滋肝补肾，降脂降压。适用于高血脂、高血压、动脉粥样硬化。

泽泻乌龙茶

【材料】

泽泻15克，乌龙茶3克。

【操作】

1. 先将泽泻洗净，加水煮沸20分钟。

2. 取药汁，趁热冲泡乌龙茶，加盖闷15分钟即可饮用。

【功效】

减肥利湿，护肝消脂。主治各种类型的高血脂症。

木耳芝麻茶

【材料】

黑木耳60克，黑芝麻15克，蜂蜜适量。

【操作】

1. 将黑木耳30克入锅中，置火上不断翻炒，待黑木耳颜色由灰转黑时，起锅备用。

2. 将黑芝麻炒香，入生、熟木耳，加清水适量煮沸，文火再煎30分钟，去渣取汁，加蜂蜜适量，代茶饮服。

【功效】

养血润肠。适用于血虚肠燥所致的便秘。

荠菜山楂茶

【材料】

新鲜荠菜200克，山楂30克。

【操作】

1. 先将山楂洗干净，切成片，备用。

2. 鲜荠菜拣洗干净，连根、茎、花、叶、果等一同切碎，放入砂锅中，加水足量，大火煮沸后，加入山楂片，改用小火煨煮20分钟，即成。

【功效】

和脾化痰，行气散瘀，降血脂。适于各种类型的高血脂症患者饮用，对中老年人肝火炽盛、气血瘀滞型高血脂症患者尤为适宜。

绞股蓝茶

【材料】

绞股蓝10克。

【操作】

1. 绞股蓝择净，放入茶杯中。

2. 冲入沸水，浸泡2~3分钟后饮服。

【功效】

解毒清热，降脂扩管。适用于高血压、高血脂症及脂肪肝等。

荷花桂圆茶

【材料】

荷花1朵，桂圆100克，白糖适量。

【操作】

1. 将荷花撕成碎块，洗净；桂圆去皮、核，洗净。

2. 将荷花、桂圆放入锅中，加清水500毫升煮沸，去渣取汁，加入白糖拌匀即成。

【功效】

宁心安神，益智补脑。

茵陈降脂茶

【材料】

茵陈、泽泻、葛根各5克。

【操作】

1. 将茵陈、泽泻、葛根分别拣杂，用水洗干净后，晒干。

2. 同放入一较大茶杯中冲饮。

【功效】

清热利湿，降浊降脂。适用于降低胆固醇、三酰甘油、β脂蛋白等，对湿热内蕴型高血脂症尤为适宜。

双花山楂蜂蜜汁

【材料】

金银花、菊花、山楂、蜂蜜各50克。

【操作】

1. 将山楂洗净切片，与金银花、菊花一起放入锅中，加水2000克，煎煮30分钟，滤取药汁。

2. 再加水复煎，合并两次药汁，加入蜂蜜搅匀，烧至微沸即成。

【功效】

解暑热，助消化。

香蕉茶

【材料】

香蕉液 50 克，茶叶 10 克，蜂蜜适量。

【操作】

1. 茶叶入杯中，冲入沸水，泡 15 分钟后取汁，待用。

2. 香蕉液、蜂蜜入碗和匀，倒入茶汁和匀即可。

【功效】

清热平肝，润肠通便，降压去脂。适于阴虚阳亢型高血脂患者食用。

核桃山楂菊花茶

【材料】

核桃仁 125 克，山楂 60 克，菊花 12 克，白糖 150 克。

【操作】

1. 将核桃仁洗净后用石磨磨成浆汁，倒入瓷盆中，加清水稀释调匀待用。

2. 山楂、菊花洗净后，水煎 2 次，去渣合计 1000 毫升。

3. 将山楂、菊花汁同核桃仁浆汁一块倒入锅中，加白糖搅匀，置火上烧至微沸即成。

【功效】

润肺益肾，平肝明目，滑肠润燥，通利血脉，降脂。适用于头晕目眩、头胀头痛、肺虚咳嗽、肾虚阳痿、腰膝酸痛、大便燥结、高血脂症等症。

山楂麦芽茶

【材料】

生山楂10克，炒麦芽10克。

【操作】

1. 将生山楂拣洗干净，切成片，与炒麦芽同放入砂锅中，加水适量。

2. 大火煮沸，后改用小火煨煮20～30分钟，将渣滤出，取汁饮用。

【功效】

消食健脾，散瘀降脂。适用于各种类型的高血脂症患者饮用，对高血脂症及伤食所致的胃果腹胀、消化不良等尤为适用。

红花山楂茶

【材料】

红花（干品）2克，鲜山楂30克。

【操作】

1. 先将红花拣净，用水洗干净后晾干或烘干备用。

2. 山楂去柄洗净，切成片，与红花同放入大杯中冲沸水饮用。

【功效】

消食导滞，祛瘀降脂。主治各种类型的高血脂症，对气血瘀滞型高血脂症尤为适宜。

银杏罗布麻茶

【材料】

银杏叶、罗布麻各50克，菊花30克，草决明10克。

【操作】

1. 草决明炒香，与银杏叶、罗布麻、菊花同放杯中，冲入沸水适量。

2. 密封浸泡10～20分钟后饮服。

【功效】

清热平肝，具有软化血管、降低血脂及血液黏度、防治心脑血管病之功效。适用于高血压病、高血脂症及血液黏度增高症。

银杏叶茶

【材料】

银杏叶5克，红糖适量。

【操作】

1. 银杏叶加适量清水煎煮。

2. 取汁加红糖搅拌均匀。

【功效】

祛痰益气，化瘀活血。适用于痰瘀交阻型高血脂患者。

绞股蓝银杏叶茶

【材料】

绞股蓝、银杏叶各10克。

【操作】

1. 绞股蓝、银杏叶分别洗净，晒干或烘干，共研成细末，分装 2 个绵纸袋中，封口挂线，备用。

2. 取上品一袋置杯中，冲入沸水适量，浸泡即可饮用。

【功效】

化痰清热，益气降浊，活血降脂。主治各种类型的高血脂症。

螺旋藻橘皮茶

【材料】

钝顶螺旋藻 5 克，鲜橘皮 10 克。

【操作】

1. 鲜橘皮反复清洗干净，切成细丝。

2. 与市售成品螺旋藻粉同入杯中，冲入沸水饮用。

【功效】

健脾燥湿，降低血脂。主治各种类型的高血脂症。

山楂茶

【材料】

山楂 10 克，茶叶 5 克。

【操作】

1. 山楂洗净，研为粗末。

2. 放入锅中，加清水适量，煮沸后再煮片刻，去渣取汁。

3. 将茶叶放于茶杯中，兑入山楂汁，浸泡数分钟后即可饮服。

【功效】

消食化积，降脂降压，祛瘀轻身。适用于饮食积滞所致的脘腹胀满、呃逆酸腐、大便溏泻、食欲不振及脂肪肝、高血压、高血脂症、慢性肝炎等。

山楂海带茶

【材料】

海带、山楂各500克。

【操作】

1. 将海带放入米泔水中浸泡6～8小时，捞出，洗去泥沙斑块，切成细丝烘干，研成细粉，备用。

2. 山楂拣洗干净，除去山楂内核，切碎，连皮晒干或烘干，研成细末，与海带粉充分搅拌均匀，按每份15克分装入绵纸袋中，挂线封口，放入大口瓶中，加盖贮存，待用。

【功效】

解毒消痰，行气散瘀，降脂降压。适用于各种类型的高血脂症，对中老年人肝火炽盛、气血瘀滞型高血脂症患者尤为适宜。

姜茶

【材料】

鲜生姜50克，茶叶10克。

【操作】

1. 将生姜洗净，切片，与茶叶同放入锅中，水煎取汁饮用。

2. 将生姜洗净，切丝，放入茶杯中，再放茶叶，冲入沸水，浸泡饮服。

【功效】

发汗解表，温肺止咳，降脂降压，利胆排石。

绿豆菊花茶

【材料】

绿豆60克，白菊花10克。

【操作】

1. 绿豆、白菊花分别拣洗干净。

2. 白菊花放入纱布袋中，扎口，与绿豆同放入砂锅中。

3. 加足量水，浸泡片刻后，用大火煮沸，改用小火煨煮1小时左右，待绿豆酥烂，取出菊花袋即成。

【功效】

解毒清热，清暑降脂。适用于各种类型的高血脂症，对中老年人肝火炽盛型高血脂症患者尤为适宜。

苹果茶

【材料】

苹果2个，玉米粉50克，红糖20克。

【操作】

1. 先将苹果放入清水中浸泡30分钟，反复清洗干净后，连皮切碎，剁成苹果糊，备用。

2. 取锅加清水适量，调入玉米粉，大火煮沸，后改用小火煨煮，调制成稀糊，再对入苹果泥、红糖拌匀，小火煮沸而成。

【功效】

补中益气，降烦祛瘀，降脂。适于各种类型的高血脂症患者饮用。

荷叶茶

【材料】

荷叶 10 克（鲜者 30 克）。

【操作】

将干荷叶搓碎（鲜者切碎），煎水代茶频饮。

【功效】

降脂消肿。荷叶性平味苦涩，善升清利湿，助脾胃，分清浊，散瘀血，除浊腻，故而用来祛脂减肥。适于高脂血症、高血压病和肥胖症等。

健脾饮

【材料】

橘皮 10 克，荷叶 15 克，炒山楂 3 克，生麦芽 15 克，白糖适量。

【操作】

橘皮、荷叶切丝，和山楂、麦芽一起，加水 500 克煎煮 30 分钟，去渣留汁，加白糖代茶饮。

【功效】

健脾导滞，升清化浊。橘皮理气健脾；荷叶升清降浊；山楂、麦芽消食导滞。四品组合，功效益佳。

菊花饮

【材料】

白菊花、金银花各 5～6 克。

【操作】

沸水冲泡，代茶饮。

【功效】

清热解毒，抗动脉硬化。适用于预防和治疗动脉硬化症、高脂血症、高血压病、冠心病。

山楂饮

【材料】

山楂30克。

【操作】

煎服代茶，日服数次。

【功效】

经常饮用，消食化积，活血散瘀，行气健胃，祛脂减肥。适用于积滞型高脂血症，有增加心脏收缩功能及增强冠状动脉血流、降低血清胆固醇及血脂等作用。胃病患者慎用。

谷芽饮

【材料】

谷芽10~30克。

【操作】

将谷芽用水浸泡后，保持适宜的温度、湿度，待幼芽长至0.5厘米时，干燥，生用或炒用。

【功效】

具有轻身减肥、消食健脾开胃的功效。主要用于单纯肥胖型高脂血症。

麦芽饮

【材料】

麦芽10~30克。

【操作】

将麦芽用水浸泡后，保持适宜的温度、湿度，待幼芽长至0.5厘米时，干燥，生用或炒用。

【功效】

具有消食和中、降低血糖的作用。

薏苡仁饮

【材料】

薏苡仁10~20克。

【操作】

水煎服或煮粥，常服。

【功效】

利水渗湿，健脾除痹，清热排脓，薏苡仁中所含有的薏苡仁素、薏苡仁油能健脾轻身，并起到一定的降压、降血脂作用，适用于脾肾亏虚型高脂血症。

冬瓜饮

【材料】

冬瓜肉30克，冬瓜子10~15克。

【操作】

冬瓜肉连皮切碎，每日煎汤代茶，日服数次，经常饮用。或用冬瓜子水煎服。每日 1 次，30 天为 1 个疗程，经常服用。

【功效】

冬瓜所含的丙醇二酸，不仅能抑制糖类物质转化为脂肪，而且还能消耗体内过多的脂肪，防止体内脂肪堆积。适用于高脂血症见于水肿胀满、实体肥胖者。

胡桃仁饮

【材料】

胡桃仁适量。

【操作】

胡桃仁开始时每日服 1 颗，每 5 日增加 1 颗，至 20 颗止，周而复始。

【功效】

补肾温肺润燥，可减少胆固醇在肠道的吸收，促进在肝内的降解，随胆汁排出。适用于肾虚肥胖型高脂血症。

苓术罗汉果饮

【材料】

茯苓 10 克（洗净），白术 10 克（洗净），罗汉果 1 枚（洗净，压碎），蜂蜜适量。

【操作】

将茯苓、白术、罗汉果共用清水 200 毫升浸泡 20 分钟后投入砂锅内，煎煮 10 分钟，去渣留汁，再加入蜂蜜，搅拌均匀即成。

【功效】

清热燥湿，利水健脾，降脂减肥。

青果萝卜饮

【材料】

鲜青果500克（洗净，去皮），萝卜500克（洗净，去皮），白糖适量。

【操作】

将青果、萝卜放入榨汁机内榨汁，再加入白糖，搅拌均匀，即成。

【功效】

清热解毒，生津利咽，消滞降脂。

楂梨椰子饮

【材料】

鲜山楂50克（洗净，浸透，去核，榨取汁），鸭梨1个（洗净，去皮、核，切小块，榨取汁60克，白糖适量）。

【操作】

将鲜椰汁加入山楂汁、鸭梨汁中，再加入白糖调匀即成。

【功效】

降火消积，降脂减肥。

槐花决明山楂饮

【材料】

生槐花5克，鲜荷叶15克（干品用5～10克，洗净），决明子15

克，鲜山楂 30 克（洗净），白糖 10 克。

【操作】

将生槐花、鲜荷叶、决明子、鲜山楂共入砂锅内，加入清水适量，煎至山楂将烂时，捣碎，再煮 10 分钟，去渣取汁，加入白糖，搅匀，即成。

【功效】

清热凉血，消食导滞，降脂降压。

百合雪梨饮

【材料】

鲜百合 100 克（洗净，用清水浸泡一夜），雪梨 1 个（洗净，切块），冰糖适量。

【操作】

将百合同浸泡的清水共入砂锅中，再加清水约 300 毫升，煎煮 1 小时，待百合煮烂，再放入雪梨及冰糖，即成。

【功效】

滋阴润肺，生津止渴。

参叶甜菊饮

【材料】

人参叶 10 克（洗净），甜菊叶 10 克（洗净）。

【操作】

将人参叶、甜菊叶均晒干揉碎，投入杯中，冲入沸水浸泡，加盖，闷 15 分钟即成。

【功效】

清热养阴，生津止渴。

黄精丹参饮

【材料】

黄精 15 克（洗净，切片），丹参 15 克（洗净，切片），陈皮 5 克（洗净，切丝），蜂蜜 15 克，红糖 10 克。

【操作】

将黄精、丹参放入砂锅内，加清水适量，先用大火煮沸，加入陈皮丝，再用小火煮 30 分钟，过滤去渣取汁，加入红糖，用小火煮沸，再调入蜂蜜，调拌即成。

【功效】

滋阴补虚，益气健脾，化瘀降脂。

丝瓜花蜜饮

【材料】

丝瓜花 10 克，蜂蜜 15 克。

【操作】

1. 丝瓜花洗净，放入杯内，加开水冲泡。
2. 盖上杯盖浸泡 10 分钟，加蜂蜜，拌匀饮服。

【功效】

清热止咳，下气平喘。适用于痰热内蕴所致的咳嗽痰黄、胸闷胸痛、小便短黄、大便秘结等。

橙汁蜜饮

【材料】

橙子 1 只，蜂蜜 50 克。

【操作】

1. 将橙子用水泡去酸味，然后连皮切为 4 块。

2. 将橙子同蜂蜜放入锅中，加清水适量，武火煮沸后转文火煮约 30 分钟，去渣取汁饮服。

【功效】

下食消气，化痰祛腻。

山楂桃仁饮

【材料】

鲜山楂 1000 克，桃仁 60 克，蜂蜜 250 克。

【操作】

1. 将山楂洗净，用刀拍碎；桃仁洗净，研细。

2. 将山楂、桃仁同放入锅中，加清水适量淹没，浸泡半小时后水煎取汁，再加同量的水煎 1 次，两液合并放瓶中，兑入蜂蜜拌匀，盖上杯盖隔水蒸 1 小时，离火冷却饮用。

【功效】

本品酸甜适口，有活血化瘀、通络止痛、降低血脂、化食消积之功。

牛乳胡桃饮

【材料】

牛乳200克，炸核桃仁60克，生核桃仁40克，大米60克，白砂糖20克。

【操作】

1. 将大米、核桃仁加清水与牛乳拌匀磨细，过滤，取汁备用。

2. 清水适量烧开，纳入白糖溶化，倒入滤液，烧沸即可饮用。

【功效】

补益肺肾。

豆浆花生饮

【材料】

花生米15克，豆浆1碗。

【操作】

1. 花生米浸泡，去皮，捣烂成泥。

2. 将豆浆煮沸，取花生泥用滚开的热豆浆冲饮。

【功效】

养阴补血。适用于阴血亏虚所致的产后血晕、汗出异常及便秘。

高血脂食疗药酒

大黄减肥酒

【材料】

生大黄 50 克（洗净，切片，用清水浸湿），米酒或黄酒 1000 毫升，白砂糖 50 克，蜂蜜 50 克。

【操作】

将生大黄加入米酒或黄酒中浸泡 1 个月后，再加入白砂糖、蜂蜜即成。

【功效】

泻火解毒，活血化瘀，降脂减肥。

黄芪酒

【材料】

黄芪 60 克，党参 60 克，黄参 60 克，枸杞子 60 克，米酒 1000 毫升。

【操作】

将黄芪、党参、黄精、枸杞子用清水浸泡 30 分钟，投入米酒中浸泡，夏季浸泡 7 天，冬季浸泡 10 天，即成。

【功效】

补气益血，降脂降压。

仙人降脂酒

【材料】

仙人掌200克（去皮、刺，洗净，切成小块），白酒1000毫升。

【操作】

将仙人掌投入白酒中，密闭，浸泡7天，即成。

【功效】

化痰降脂。

人参枸杞酒

【材料】

人参30克（浸润，切片，纱布包扎），枸杞子100克（洗净，装入纱布袋内，扎紧袋口），熟地黄150克（洗净，切片，纱布包扎），冰糖40克，白酒1000毫升。

【操作】

将冰糖放入锅内，加入清水适量，用小火烧至冰糖溶化，至黄色时用纱布过滤，去渣取汁，与人参、枸杞子、熟地黄一起投入白酒内，密闭，浸泡至人参、枸杞子颜色变淡，10～15天每天翻动搅拌1次，过滤去渣，静置澄清即成。

【功效】

补气益血，降压降脂。

枸杞延龄酒

【材料】

枸杞子 24 克，桂圆肉 15 克，当归 6 克，炒白术 10 克，黑豆 30 克，白酒 500 毫升。

【操作】

诸药择净，当归切片。将诸药同置白酒中，每日摇动数次，密封浸泡 1 月后饮用。

【功效】

养阴补血，健脾益气。适用于气阴两虚所致的心悸、气短、纳差乏力、腰膝酸痛及白细胞下降、各种贫血等。

黄精酒

【材料】

黄精 20 克，白酒 500 毫升。

【操作】

1. 黄精洗净，切细，置于酒瓶中，先用清水适量将黄精润透，然后加入白酒，密封浸泡 5 ~ 7 天后饮用。

2. 浸泡时要每日摇动数次。每次饮用 50 毫升，每日 2 次。

【功效】

补益肺肾，降低血脂。适用于肺虚咳嗽，动则尤甚及腰膝酸软等。

参楂酒

【材料】

白酒 500 克，党参、山楂各 50 克，阿胶 40 克。

【操作】

1. 将党参、山楂、阿胶切碎放入酒中。

2. 密封存放，30 日后开启，即可饮用。

【功效】

益气补血，消积降脂。适用于高血脂，肥胖症。

三七人参酒

【材料】

三七 15 克，人参 10 克，刺五加 30 克，白酒适量。

【操作】

1. 将诸药用清水适量润透，共置入白酒中。

2. 密封浸泡 1 周后饮服。

【功效】

益气养血，补益肝肾，化瘀止痛。适用于瘀血及肾虚腰痛、白细胞下降、腰椎间盘脱出、坐骨神经痛等。

菊花葡萄酒

【材料】

菊花 15 克，生地 20 克，葡萄 50 克，低度白酒适量。

【操作】

1. 菊花择净，生地切粒。

2. 将菊花、生地、葡萄等同放入瓶中，加清水适量浸泡半小时后，对入白酒，密封浸泡 7 ~ 10 天后饮服。

【功效】

疏肝清热。适用于肝经风热所致的目赤肿痛、头目眩晕、肢体麻木、视物模糊及女子经来量少、手足心热等。

枸杞延龄酒

【材料】

枸杞子 24 克，桂圆肉 15 克，当归 6 克，炒白术 10 克，黑豆 30 克，白酒 500 毫升。

【操作】

1. 诸药择净，当归切片。

2. 将诸药同置白酒中，每日摇动数次，密封浸泡 1 月后饮用。

【功效】

养阴补血，健脾益气。适用于气阴两虚所致的心悸、气短、纳差乏力、腰膝酸痛及白细胞下降、各种贫血等。

蜂王浆酒

【材料】

鲜蜂王浆 500 毫升，蜂蜜 1000 克，白酒 3500 毫升。

【操作】

1. 将蜂王浆、蜂蜜拌匀，共置白酒中。

2. 每日摇动数次，密封浸泡 2 ~ 3 天后饮用。

【功效】

益气养血，降压降脂。适用于高血压、高血脂症。

菊花酒

【材料】

甘菊花 150 克，糯米 2500 克，酒曲适量。

【操作】

1. 将甘菊花晒干研末。

2. 糯米蒸熟，与菊花末、酒曲拌匀放入容器中，待酒熟，去渣取汁。

【功效】

平肝清热，明目定眩。适宜于肝阳上亢型高血脂病人饮用，也可用于高血压、动脉硬化者。

龙眼肉酒

【材料】

龙眼肉 100 克，上好白酒 500 毫升。

【操作】

1. 将龙眼肉择洗干净，置于白酒中。

2. 每日摇动数次，密封浸泡百日后，每日 2 次，每次温饮两小盅。

【功效】

健脾安神，降脂祛腻。适用于心血亏虚所致的失眠、多梦及高血脂症等。

山楂酒

【材料】

鲜山楂 50 克，葡萄酒 500 毫升。

【操作】

1. 鲜山楂洗净，拍破，放入葡萄酒中。

2. 密封 7 天，每日摇动数次，使药液充分析出。

【功效】

本品酸辣微甜，具有化瘀活血、行气止痛、降低血压、降低血脂之功效。适用于气滞血瘀所致的胃脘疼痛、胸痛、冠心病心绞痛、高血压、高血脂症等。

四季春补酒

【材料】

党参、麦冬各 60 克，黄芪、淫羊藿、大枣各 50 克，枸杞子 45 克，人参、何首乌、甘草各 20 克，天麻 10 克，虫草 1 克，白酒、蔗糖适量。

【操作】

1. 大枣去核，诸药择净，共置瓶中，加清水适量浸泡半小时后，再对入白酒及蔗糖。

2. 每日摇动数次，密封浸泡 3 ~ 5 天后即可饮用。

【功效】

益气养血，祛风除湿。适用于气血亏虚所致的高血脂症、风寒湿痹、关节疼痛等。